艾滋病中医调摄手册

绿色疗法、简便易学、健康无忧

彩色版

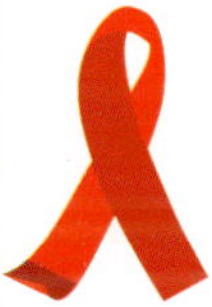

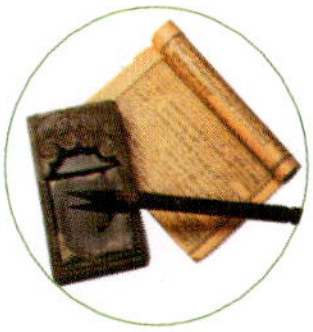

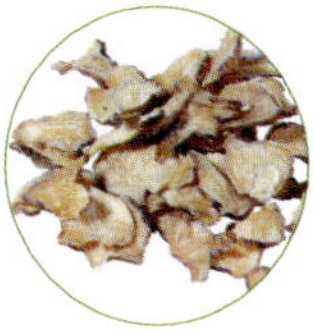

艾滋病的出现对整个社会造成了严重影响，对人类的生存与健康带来巨大威胁，让我们携起手来共同应对人类的敌人——艾滋病！

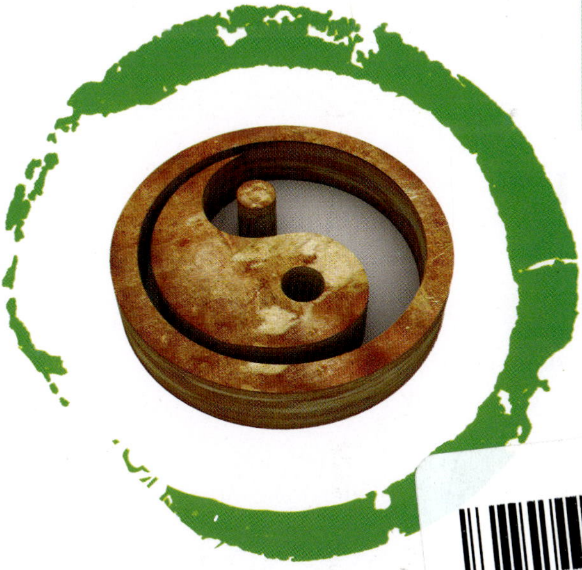

杨凤珍 王健◎编著
路志正◎审阅

中医古籍出版社

图书在版编目(CIP)数据

艾滋病中医调摄手册/杨凤珍，王健编著.—北京：中医古籍出版社,2010.3

ISBN 978-7-80174-776-1

Ⅰ.艾… Ⅱ.①杨…②王 Ⅲ.艾滋病-中医治疗学-手册

Ⅳ.R259.129.1-62

中国版本图书馆CIP数据核字(2009)第210069号

艾滋病中医调摄手册

杨凤珍 王健 编著

责任编辑:李艳艳

封面设计:庞自同

出版发行:中医古藉出版社

社　　址:北京东直门内南小街16号(10070)

印　　刷:北京宏伟双华印刷有限公司

开　　本:880mm×1230mm 1/32

印　　张:4.25

字　　数:96千字

版　　次:2010年3月第1版 2010年3月第1次印刷

印　　数:1~8000册

ISBN 978-7-80174-776-1

定　　价:15.00元

内容提要

作者长期从事艾滋病中医临床、基础理论等科研工作，对于艾滋病中医药治疗与调护积累一定经验和体会。在国家中医药管理局科技司“名老中医参与指导中医药防治艾滋病试点项目临床经验总结”课题组支持下，在国医大师路志正主任医师亲临顾问指导下，广泛收集相关资料，结合临证经验与体会，将艾滋病中医药治疗及调护编纂成册。

本书作为通俗易懂、图文并茂的科普性文本，全书分为艾滋病应知篇与艾滋病中医调摄篇。应知篇对艾滋病病毒、传播途径、发病与临床分期、实验室检测、抗病毒治疗等常识进行简介；中医调摄篇从中医对本病的认识、中医调摄原理及优势、艾滋病中医分期与辨证、中医药调治、针灸调治、精神调摄、饮食调养、运动健身、四季调护与起居保健等方面进行重点讨论。旨在为广大患者及其亲属、从事艾滋病中医临床医生提供参考。

写在前面

艾滋病是于1981年在美国发现的一种致死性病毒性传染病。据联合国艾滋病规划署在上海公布《2009年艾滋病流行报告》,艾滋病流行至今,全球大约已有6000万人感染了艾滋病病毒,2500万人死于艾滋病相关疾病;撒哈拉以南非洲是艾滋病流行最严重的区域,集中了全球所有艾滋病病毒感染者的67%和15岁以下儿童新发感染者的91%。我国最新评估报告表明,截至2009年底,我国现存活艾滋病病毒感染者和病人估计为74万人。其中,异性传播占44.3%,男男间同性性传播占14.7%,静脉吸毒传播占32.2%,既往有偿采供血、输血或使用血液制品传播占7.8%,母婴传播占1.0%。目前通过性传播、母婴传播HIV感染已由高危人群向普通人群扩散,感染与发病形势不容乐观!

值得欣慰的是,始于20世纪90年代末的抗病毒治疗,大幅降低艾滋病死亡率与传播,使艾滋病成为一种慢性可控性疾病,这是艾滋病治疗史上的里程碑。然而,目前人类尚未研制出根治艾滋病的药物,现阶段艾滋病治疗终点目标:降低死亡率和发病率,改善生存质量,延长生存期。我国的中医学历史悠久而博大精深,在中华民族与传染病作斗争的历史长河中,为民族的繁衍昌盛做出了巨大贡献。针对艾滋病这种多病原、多系统、慢性消耗性全身性病变,在借助现代医学有关艾滋病研究最新成果,运用抗病毒药、抗生素、抗真菌药、抗痨药等抗病原治疗同时,充分发挥中医整体恒动观及扶正祛邪、防治并举、辨证论治等优势,结合运用中医药进行调治,加强饮食、健身、心理调护等措施,对于提高和调整人体免疫功能、提高抗病能力、改善生存质量、延长生存期具有积极而重要的意义。

艾滋病的出现对整个社会造成了严重影响,对人类的生存与健康带来巨大威胁,让我们携起手来共同应对人类的敌人——艾滋病!

目 录

艾滋病应知篇

揭开HIV面纱 …… 1
HIV传播途径 …… 1
HIV如何导致疾病 …… 2
艾滋病临床分期 …… 3
有关实验室检测 …… 6
艾滋病治疗简介 …… 7

艾滋病中医调摄篇

中医对艾滋病的认识 …… 10
中医调摄原理与优势 …… 10
艾滋病中医分期与辨证 …… 11
1、急性期常见辨证 …… 11
2、潜伏期常见辨证 …… 12
3、发病期常见辨证 …… 13
中医药调治 …… 18
1、内服中药 …… 18
2、外用中药 …… 29
针灸调治 …… 30
1、常用取穴及方法 …… 31

2、注意事项 …… 32
精神调摄 …… 33
1、自我精神调摄 …… 34
2、抑郁和焦虑状态中医药调治 …… 36
饮食调养 …… 38
1、营养指导 …… 38
2、辨证饮食 …… 48
运动健身 …… 109
1、中国传统健身运动举例 …… 109
2、自我推拿按摩举例 …… 115
四季调护与起居保健 …… 118
1、春季调养 …… 118
2、夏季调养 …… 119
3、秋季调养 …… 121
4、冬季调养 …… 121

艾滋病应知篇

艾滋病，全称获得性免疫缺陷综合征(AIDS)，是由人类免疫缺陷病毒(HIV)引起免疫功能缺失导致的全身性疾病。临床表现为淋巴结肿大、慢性腹泻、体重减轻、发热等全身性疾病，进而发展出现各种机会性感染、机会性肿瘤、精神障碍等，最终导致灭亡。

揭开HIV面纱

HIV病毒有HIV-1和HIV-2两种分型，绝大多数HIV感染病例为感染HIV-1型，HIV-2型主要发现在西非地区。存在于人体细胞内的HIV与细胞共存亡；游离于细胞外的HIV对环境因素抵抗力脆弱。一般消毒剂如0.5%次氯酸钠、70%酒精、0.1%漂白粉液等2~10分钟可将HIV灭活，加热至56℃30分钟也可使其失去感染性。紫外线不能灭活HIV。目前世界卫生组织推荐的灭活HIV方法是加热至100℃20分钟[1]。

HIV传播途径

HIV主要存在于人体血液、脑脊液、精液、阴道分泌物，也有少量存在于乳汁、眼泪、唾液、尿液中。目前科学研究表明，人体感染HIV主要通过以下三种途径：①性接触传播。通过同性或异性间性行为传播，包括经阴道性交、肛交，是HIV传播的主要方式。②血液传播。通过输注被HIV病毒污染的血液或血液制品，移植HIV感染者的器官，与感染者共用注射器、针头，使用被 HIV 污染的医疗器具、等，均可导致 HIV 感染。③母婴传播。感染 HIV 的育龄妇女在怀孕、分娩、哺乳时可将病毒传给胎儿或婴儿。

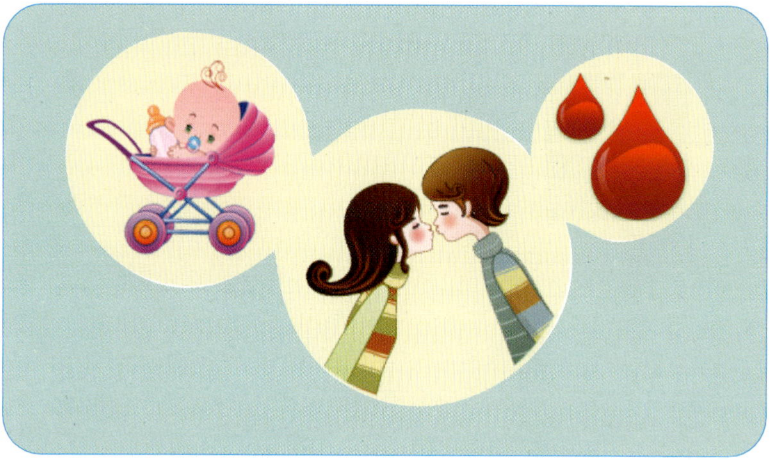

HIV 如何导致疾病

人体感染HIV 后，直接侵犯并寄居在以 CD4⁺ T 淋巴细胞（下称 CD4⁺T 细胞）为主的一类免疫细胞，人体免疫系统包括细胞免疫和体液免疫，都可以同时来对付 HIV。其中特异性杀伤 HIV 感染细胞的 CD8⁺T 淋巴细胞（下称 CD8⁺ T 细胞），这类免疫细胞在疾病最初感染和以后进展中起非常重要作用，一方面早期清除病毒，另一方面在对感染 HIV 的免疫细胞（主要为 CD4⁺T 细胞）清除过程中，会加速 CD4⁺T 细胞的下降速度，加快疾病的进展。HIV 对 CD4⁺T 细胞的损害会造成其数量减少与功能障碍，进而由于释放免疫细胞因子功能下降，使调节免疫细胞杀伤能力下降、辅助免疫细胞产生抗体能力下降，最终导致整个免疫系统功能衰竭，继发各种机会性感染或肿瘤。

艾滋病临床分期

人体感染 HIV 后呈现一个很长的自然史发展过程。部分患者在感染病毒 2～3 周内出现急性感染表现,称作“反转录病毒综合征”;4～8 周后人体产生 HIV 抗体,血液中抗体阳转,以后进入 8～10 年潜伏期; 未经治疗而进入发病阶段,$CD4^+$ T 细胞计数低于 200/mm^3 后,平均存活期 3.7 年[1]。因而,早期检测发现、积极治疗、降低体内病毒复制水平,对控制病情进展、延缓发病、减少病毒传播至关重要。

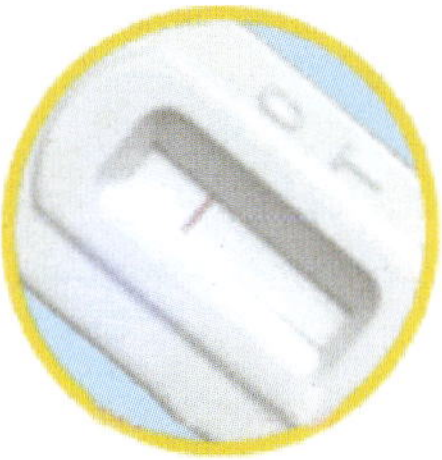

阴性

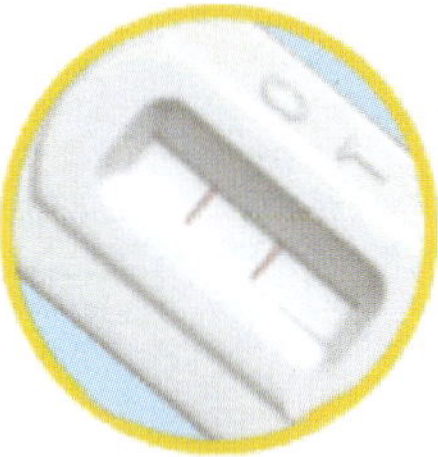

阳性

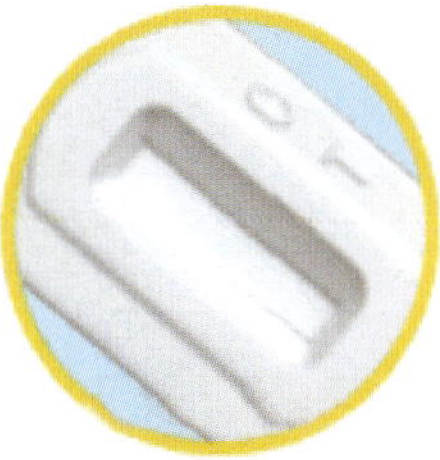

无效

1、急性 HIV 感染

诊断要点:检测到血浆病毒 HIVRNA 复制;血清 HIV 抗体阴性、或可疑、或近期阳转。

临床特点:发热(96%)、淋巴结肿大(74%)、咽炎(70%)、皮疹(全身性斑丘疹或黏膜溃疡,70%)、肌肉痛(54%)、头痛(32%)、腹泻(32%)、恶心或呕吐(27%)、肝脾肿大(14%)、体重减轻(13%)、鹅口疮(口腔奶块状白色假膜,12%)、神经症状(如脑膜脑炎、周围神经炎、精神障碍等,12%)[1]。

窗口期:从感染 HIV 到血液 HIV 抗体转阳性,这段时间称为窗口期。输血传播时阳转时间较短为 2～8 周,性传播时稍长为 2～

3 月。第三代检测试剂一般在 3 周后发现血清阳转[1]。窗口期已具有传染性,因而使再传播更具有隐匿性。

2、无症状 HIV 感染期

此期可无任何症状,但是 40%～60%感染者体征中有持续性淋巴结肿大,血液检测 HIV 抗体阳性。持续性淋巴结肿大定义要点:①除腹股沟(大腿根)部位外有两个或两个以上的淋巴结肿大(小枣样疙瘩);②淋巴结直径超过 1cm、无压痛、无粘连(每处疙瘩是独立的);③持续时间 3 个月以上;④除外其他病因[1]。

3、艾滋病期

此期指$CD4^+$ T 细胞计数低于 200/mm^3,或出现艾滋病指征性疾病,血液检测 HIV 抗体阳性。

中华人民共和国国家标准 HIV/AIDS 诊断标准(GB16000-1995)(国家技术监督局 1995),见附件。

世界卫生组织(WHO)关于成人及青少年 HIV 感染临床分期指南 (WHO.Antiretroviral Therapy For HIV Infection in Adults and Adolescents.2006.Ref.type:Generic),见表 1。

表 1 世界卫生组织关于成人及青少年 HIV 感染临床分期指南(2006 年)[2]

临床Ⅰ期:	无症状期
	·无症状 ·持续性全身浅表淋巴结肿大
临床Ⅱ期	轻度疾病期
	·无原因中度体重下降(体重下降<10%) ·反复发生的上呼吸道感染(如鼻窦炎、扁桃体炎、中耳炎和咽喉炎) ·带状疱疹 ·口角炎 ·复发性口腔溃疡 ·脂溢性皮炎 ·瘙痒性丘疹样皮炎 ·真菌性甲炎

临床Ⅲ期：	中度疾病期
	·无原因重度体重下降(体重下降>10%) ·无原因超过1个月的慢性腹泻 ·无原因的长期发热(超过37.6℃,间断或持续1个月) ·持续性口腔念珠菌病 ·口腔毛状白斑 ·严重细菌性感染(如肺炎,脓血症,脓性肌炎、骨或关节炎,菌血症或脑膜炎) ·肺结核 ·急性坏死性溃疡性口腔炎、牙龈炎、牙周炎 ·无原因的贫血(<80g/L)、中性粒细胞减少($<0.5*10^9/L$)或血小板减少($< 50*10^9/L$)
临床Ⅳ期：	严重疾病期(艾滋病期)
	·HIV消耗综合征 ·肺孢子菌肺炎 ·反复严重的细菌性肺炎 ·慢性单纯疱疹病毒感染(超过1个月的口腔、生殖器、肛门直肠感染,或任何内脏器官感染) ·食道念珠菌病(或气管、支气管、肺部真菌感染) ·肺外结核 ·卡波济肉瘤 ·巨细胞病毒感染(视网膜或其他器官感染) ·弓形虫脑病 ·HIV脑病 ·肺外隐球菌病(包括脑膜炎) ·播散性非结核分枝杆菌感染 ·进行性多灶性脑白质病 ·慢性隐球菌病 ·慢性等孢子虫病 ·播散性真菌病(肺外组织胞浆菌病或球孢子菌病) ·复发性败血症(包括非伤寒性沙门菌病) ·淋巴瘤(脑部淋巴瘤或B细胞非霍奇金淋巴瘤) ·侵袭性宫颈癌 ·非典型播散性利什曼原虫病 ·有症状的HIV相关性神经炎或心肌炎

有关实验室检测

1、病原学诊断

通过病原学检验找出艾滋病病毒存在的证据，才能做出 HIV 感染的诊断。艾滋病诊断技术主要包括 HIV 病毒分离、HIV 核酸检测、检测病毒抗原(P24 抗原)和检验病毒特异性抗体。其中病毒特异性抗体检测是首选的 HIV 病原学诊断方法，其他方法主要用于特殊情况(窗口期、婴儿诊断、HIV 抗体检测结果为不确定等)。

检测抗 -HIV 抗体是常规而重要的 HIV/AIDS 诊断指标，分为初筛试验和确认试验两个步骤。从 HIV 感染到血清 HIV 抗体转阳性这段窗口期，测试 HIV 抗体常为假阴性结果，需要追踪检测。

2、血浆病毒载量测定(HIVRNA 定量)

血浆病毒载量测定，主要用于诊断急性 HIV 感染、预测传染可能性、预测慢性感染患者进展速度及治疗检测。治疗检测方面，公认最好的治疗效果是病毒载量控制在<50 拷贝 /ml，同时无耐药突变[1]。

3、$CD4^+T$ 细胞检测

外周血$CD4^+$ T 细胞水平是 HIV 感染者或患者免疫状态的最好体现，直接影响着机会性感染的发生，因此测定 $CD4^+$ T 细胞计数是判断艾滋病进程的重要指标。$CD4^+$T细胞正常范围通常为 500 ~ 1400/mm^3。未经治疗的患者应每 3 ~ 6 个月复查一次，接受抗病毒药治疗的患者应每 2 ~ 4 个月复查一次。

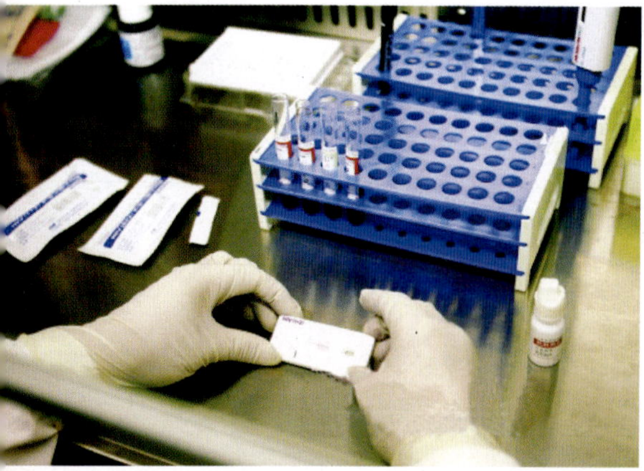

艾滋病治疗简介

西医领域艾滋病的治疗，主要包括以下五个方面：①抗病毒治疗；②针对机会性感染和肿瘤的治疗；③机会性感染的预防；④免疫调节治疗；⑤营养和支持治疗等。抗病毒药、抗生素、抗真菌药、抗痨药等抗病原治疗，是目前西医治疗的主要内容；免疫疗法尚不成熟。

联合高效抗反转录病毒治疗（HAART），自 1996 年底、1997 年初开始在全球推广以来，艾滋病患者死亡率和机会性感染几率明显下降，生存状况明显改善，是现今针对艾滋病病因重要而有效的治疗手段。目前抗病毒治疗尚不能根除病毒，而是通过对 HIV 复制的抑制，实现降低 HIV 相关的发病率和死亡率、延长生命、提高生活质量。调整与改善患者的免疫功能、减轻抗病毒药等化学药毒副反应，也是医学界努力的方向。

国内常用抗反转录病毒药物，见表 2。

表 2　国内常用抗反转录病毒药物

通用名(缩写)	中文名	用量	食物影响	不良反应
核苷类反转录酶抑制剂：				
Zidovudine (ZDV/AZT)	齐多夫定	600mg/日，分 2~3 次口服	对饮食无限制	骨髓抑制（贫血、中性粒细胞减少）、恶心、头痛、肌痛、潜在发生乳酸酸中毒等
Stavudine (d4T)	司他夫定	60 mg ~80mg/日，分 2 次口服	对饮食无限制	外周神经炎、胰腺炎、脂肪萎缩、乳酸酸中毒合并肝脂肪变性
Lamivudine (3TC)	拉米夫定	300mg/日，分 1~2 次口服	对饮食无限制	毒性轻微；潜在发生乳酸酸中毒合并肝脂肪变性
Didanosine (ddI)	去羟基苷	250mg~400mg/日，分 1~2 次口服	食物使药物水平下降 55%，餐前半小时或餐后 2 小时服药	外周神经炎、恶心腹泻、胰腺炎、乳酸酸中毒合并肝脂肪变性

Tenofovir Disoproxil Fumarate(TDF)	泰诺福韦	300mg/日，每日1次口服	对饮食无限制	胃肠反应、肾功能不全、乳酸酸中毒合并肝脂肪变性
Abacavir(ABC)	阿巴卡韦	600mg/日，分1~2次口服	酒精会增加药物水平41%	对线粒体毒性弱，其他药物产生乳酸酸中毒时可用于替代治疗；超敏反应可出现发热、皮疹、恶心、咳嗽等
非核苷类反转录酶抑制剂：				
Efavirenz(EFV)	依非韦仑（施多宁）	600mg/日，顿服	高脂肪、高热量饮食提高药物血浆浓度，空腹服用	皮疹、中枢神经系统症状（头昏、嗜睡或失眠、健忘）、转氨酶升高
Nevirapine(NVP)	奈韦拉平	200mg/日，每日1次口服14天；然后400mg/日，分2次口服	对饮食无限制	皮疹、症状性肝炎
蛋白酶抑制剂：				
Indinavir(IDV)	茚地那韦（佳息患）	800mg，每8小时1次口服；IDV800mg+RTV 100mg，每12小时口服	不含促进剂（RTV）时应餐前1小时或餐后2小时口服	肾结石、间质性肾炎、胃肠反应、高脂血症和脂肪分布不均、高血糖、间接胆红素升高、中枢神经系统症状（头痛、头昏、视野模糊）、贫血、血小板减小
Lopinavir+ Ritonavir (LPV/RTV)	洛匹那韦/利托拉韦（克力芝）	4片~8片/日，分2次口服	对饮食无限制	胃肠反应（恶心、呕吐、腹泻）、高脂血症和脂肪分布不均、高血糖、转氨酶升高、增加血友病出血倾向
Atazanavir(ATV)	阿扎那韦	400mg，或ATV300mg+ RTV100mg，每日1次口服	和食物同时服用能增加生物利用度；但避免与抑酸药同时服用	间接胆红素升高、脂肪分布不均、高血糖、潜在发生房室传导阻滞、增加血友病出血倾向

抗病毒药运用时机与指征，目前专家普遍推荐意见，如表3。

表3 成人和青少年抗病毒药治疗总体标准[2]

临床标准	实验室标准	推荐意见
急性感染期	任何 $CD4^+T$ 细胞水平	建议治疗
WHO 临床Ⅳ期	任何 $CD4^+T$ 细胞水平	治疗
WHO 临床Ⅲ期	任何 $CD4^+T$ 细胞水平	建议治疗
任何临床分明	$CD4^+T$ 细胞<200/mm^3	治疗
WHO 临床Ⅰ、Ⅱ期	$CD4^+T$ 细胞<200~350/mm^3，并且符合以下任何一条标准：a)1年内 $CD4^+T$ 细胞计数下降超过30%或绝对数超过100/mm^3；b)病毒载量在100 000拷贝/ml以上；c)患者有治疗意愿，并可以保证良好依从性。	建议治疗 如果患者女性，当使用含有NVP治疗方案时，建议推迟到 $CD4^+$细胞≤250/mm^3 以后再开始治疗。

艾滋病中医调摄篇

中医对艾滋病的认识

艾滋病属于中医疫病范畴，中医认为系人体感受疫毒之邪引起的慢性进行性虚损、进而各种邪气乘虚侵入所致的全身性病变。疫毒侵入人体后所产生的中医病理变化：一是卫气营血病理改变、三焦脏腑功能紊乱，进而产生湿浊、痰阻、血瘀等中间病理产物；二是五脏精气血阴阳虚衰、人体元气的耗损；三是由于五脏元气虚损，脏腑功能低下，进一步导致各种邪毒侵犯留恋和促进中间病理产物的产生。因此，在整个艾滋病发生发展过程中，贯穿着邪实正虚的动态变化，呈现阴阳、寒热、虚实错杂的病理特点。

中医调摄原理与优势

中医调摄原理，是以中医学人与自然和谐统一、形神合一、整体而动态的“辨证论治”思想为基础，以中医基本理论为依据，内容包括：阴阳四时（不同季节、地域）五脏六腑的生理变化；六淫（风、寒、暑、湿、燥、火）疫邪、饮食劳倦、情志失调等病因致病机理；五脏六腑、气血、阴阳损伤等病理变化与中医诊断辨证；最后是扶正祛邪、调理脏腑阴阳、调补精气血等治疗与康复法则。

艾滋病中医调摄，属中医康复范畴，即采用精神调节、合理饮食、起居保健、运动健身，选用中药、针灸、推拿等各种措施，通过扶正祛邪、调整脏腑功能、调补阴阳气血，实现提高机体抗病能力、改善临床过程、减轻抗病毒药毒副反应、提高生存质量、延长生存期、促进康复的目的。对患者整体而动态的“辨证论治”，邪正兼顾、内外合治、针药并施、食药配合、身心同调等综合措施，是中医在艾滋病治疗与调摄过程中优势所在。

艾滋病中医分期与辨证

运用中药、针灸、食疗等措施进行艾滋病治疗与调摄，首先要依据中医“辨证论治”的原理，识别 HIV 感染者或 AIDS 患者即时的病理阶段、病变部位、病邪性质、邪正虚实等病变症结，也就是进行临床分期，辨别病变状态即辨中医证候（简称辨证）；据此采用相应的治疗康复法则与措施。中医临床分期依据艾滋病自然发展过程，主要有急性期、潜伏期、发病期。

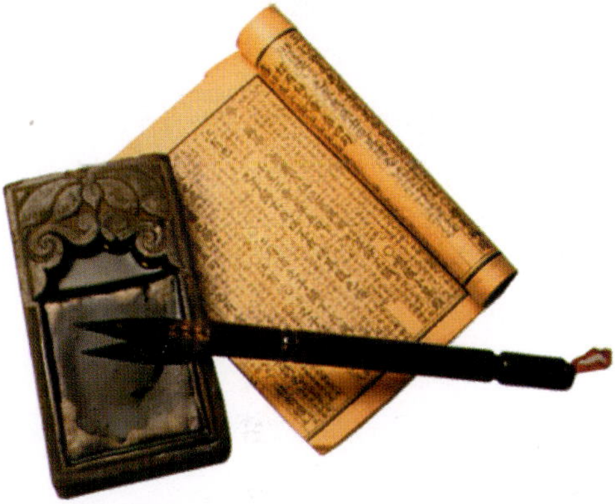

1、急性期常见辨证

急性期相当急性 HIV 感染期。HIV 最初感染人体，毒力较大时，可使部分患者 2～3 周内出现“反转录病毒综合征”急性感染过程。临床常见：发热、或恶风、或汗出、头痛身痛、瘰疬痰核（淋巴结肿大）、咽红肿痛、皮肤红色斑丘疹或疱疹糜烂、鹅口疮或口腔糜烂、呕吐泄泻、腹部痞块、或神昏抽搐等症，常见舌红或绛红、苔薄黄腻或薄白腻，脉细滑数。从中医辨证分析，为疫邪热毒挟秽浊湿邪，侵袭三焦，卫气同病，累及营血，甚至邪陷心包、风痰内扰的征象。

但也有部分患者临床症状轻微，呈一过性，常误诊为感冒，或被忽略。

通常经过体内正邪抗争，正气胜邪，邪势减退，临床症状消失，但人体精气受损，疫毒藏伏，病变转入潜伏期。

急性期常见辨证：疫毒侵袭，卫气同病，累及营血证。辨证要点：发热、头身疼痛、咽红肿痛、瘰疬痰核、皮肤斑疹、或恶心腹泻、舌红、脉滑数。

2、潜伏期常见辨证

潜伏期相当无症状 HIV 感染期，平均 8~10 年。感染者多无临床症状，犹如“常人”，但可检出体内病毒复制。因疫毒藏伏体内，导致痰浊瘀毒蕴结，感染者可出现持续性瘰疬痰核（淋巴结肿大）；由于疫毒对精气潜在损耗，感染者容易疲劳，体重波动，易患感冒、肺结核、感染性疾病等，从中医舌象与脉象看，常见舌质偏淡、脉沉弱，呈现外“强”中虚之象。以下为潜伏期常见辨证。

- 痰浊瘀毒、壅结瘰疬证

  辨证要点：持续性痰核瘰疬（淋巴结肿大）。

- 少阳湿热、痰热郁结证

  辨证要点：头晕身困、纳差口苦、心烦眠差、舌苔黄腻、脉弦。

- 肝郁脾虚、疫毒内伏证

  辨证要点：情绪抑郁、纳呆乏力、易于腹泻、舌苔薄腻、脉弦弱。

- 气血亏虚、疫毒内伏证

  辨证要点：易气短乏力、易感冒、头晕、面色黄白、舌淡嫩、脉弱。

- 邪伏阴分、营阴耗伤证

  辨证要点：体瘦、易疲乏、易感冒、头晕、眼睛干涩、口干、舌瘦红少苔、脉细弱。

3、发病期常见辨证

这里发病期，是自患者出现轻重不同的与艾滋病相关的临床症状，包括非艾滋病指征性疾病，相当于WHO临床Ⅱ、Ⅲ、Ⅳ期。多数感染者经历近10年潜伏期，随着潜伏的疫毒对人体精气暗耗，疫毒伺机萌动，邪势渐盛，正邪交争态势发生变化，由潜伏期正盛邪伏，到发病早期正邪相持，晚期邪盛正衰、正虚邪陷。

发病期常出现进行性消瘦，气短乏力，面色晦暗，间断发热，自汗盗汗，反复感冒、鼻咽耳眼部病变，反复咳嗽、咯白痰、或黄痰、或痰中带血，或胸憋气喘，反复发作口疮或鹅口疮，持续性瘰疬痰核，皮肤痒疹、皮癣甲癣、或单纯疱疹、或带状疱疹、或外阴疱疹溃疡、或疮疖痈肿，厌食，胸膈噎堵或灼痛，腹痛肠鸣、腹部喜温，间歇性腹泻、水样便或溏便，或大便灼肛，或里急后重、下痢脓血，或尿痛尿频，或白带白浊，或头痛头晕，或肢体麻木、疼痛、抽搐，或神志紊乱等。

总之，发病期病情异常繁杂，中医辨证首先辨别虚实，邪实可见热毒、湿热、寒湿、痰浊、饮邪、瘀血、化火、化风、及合并外感六淫等，正虚可见气虚、血虚、精亏、阴虚、阳虚等；同时根据临床病变部位的侧重，结合六经、三焦、卫气营血辨证（注：上焦包括胸膈以上、心、肺、头、颈、上肢，中焦包括脾、胃、肝、胆、大小肠、腹部与胁肋，下焦包括肝、肾、膀胱、女子胞、前后阴、腰部以下）。以下为发病期常见辨证。

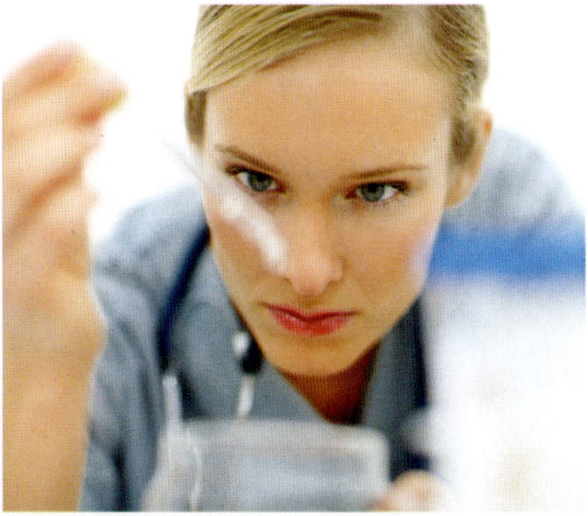

3.1 全身性证候

●热蕴气营、气阴两虚证

辨证要点：间断发热、形瘦乏力、反复口疮、皮肤红色痒疹、口干尿黄、舌嫩红有裂纹、脉细数。

●三焦湿热、气阴亏虚证

辨证要点：间断发热、形瘦乏力、反复口疮、皮肤痒疹、纳呆腹泻、舌嫩红有裂纹、舌苔厚腻、脉细滑。

●湿浊之邪、伏于膜原证

辨证要点：阵阵发冷发热（寒热往来）、或头身困重、汗出而黏、纳呆恶心、或肠鸣腹泻、舌苔白厚腻浊、脉弦滑。

3.2 上焦证候

●体虚外感、邪犯少阳证

辨证要点：发热、恶风寒、或寒热往来、鼻流清涕、咳嗽白痰、自汗乏力、头晕恶心、或大便软、舌淡苔白、脉弱或弦细。

●风热毒邪、壅结上焦证

辨证要点：鼻塞咽痛、口疮疱疹或溃疡、耳鸣目赤、舌尖红苔薄、脉浮数。

●风热外袭、痰热壅肺证

辨证要点：咳嗽或喘、咯吐黄痰、咽痛、舌红、脉浮滑数。

●痰浊痹阻、肺脾气虚证

辨证要点：咳嗽喘憋、咯吐白痰、自汗乏力、舌淡苔白厚腻、脉滑弱。

●燥热伤肺、气阴亏虚证

辨证要点：咳嗽少痰、口干咽燥、形瘦乏力、舌有裂纹苔少、脉细弱。

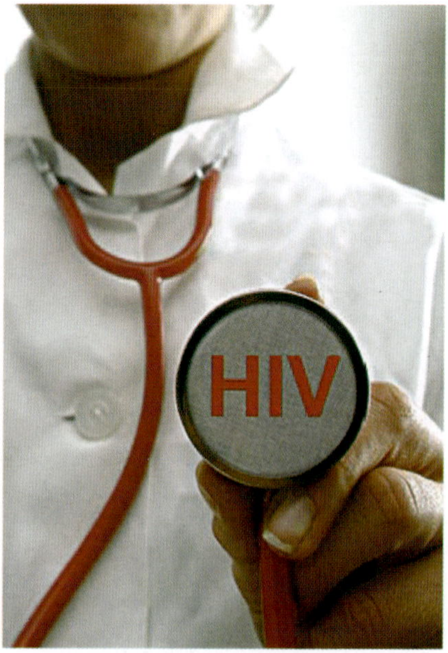

3.3 中焦证候

●秽浊内蕴、脾胃积热证

辨证要点：鹅口疮、胸胃疼痛烧灼、口苦口臭、舌苔腐腻、脉滑。

●湿毒内蕴、脾胃阴虚证

辨证要点：口舌生疮、或身热发黄、尿短赤、口干而黏、舌红有裂纹、苔薄腻花剥、脉细滑。

●湿热内蕴、脾虚下陷证

辨证要点：慢性腹泻、腹痛肠鸣、喜热饮食、口疮、口苦而黏、舌胖嫩苔黄腻、脉滑弱。

●肝胆湿热、肝郁脾虚证

辨证要点：胁痛黄疸、带状疱疹、会阴疱疹、带下白浊、纳呆腹胀、便软尿黄、舌淡苔黄腻、脉弦滑弱。

3.4 下焦证候

●肝肾阴虚、湿毒内蕴证

辨证要点：胁痛腹胀、头晕眼涩、腰酸乏力、舌瘦红有裂纹、苔薄腻、脉沉细。

●脾肾阳虚、寒湿内阻证

辨证要点：腹泻不止、清稀如水、喜热饮食、畏寒怕冷、肢体浮肿、面色晦暗、舌淡胖苔滑腻、脉沉弱。

●精气耗竭、疫毒深陷证

辨证要点：极度消瘦、神靡倦卧、持续发热、或泄泻不止、舌暗红卷缩、苔花剥、脉沉微。

3.5 皮肤损害证候

●风湿热毒、蕴结血分证

辨证要点：皮肤泛发红色或暗红色丘疹，瘙痒抓之渗血或渗液，或呈皮癣脱屑。

●肝经风火、湿毒蕴结证

辨证要点：皮肤红色疱疹、疼痛或痒、渗液糜烂，常发胸、背、腰、颜面、手背部。

●热毒壅脓、气血亏虚证

辨证要点：皮肤疮疖痈肿、色淡红、或脓溃不愈合，舌淡、脉弱。

3.6 口腔损害证候

●心胃火盛证

辨证要点：口舌生疮、色红疼痛、心烦急躁、大便干燥、舌红苔黄、脉滑数。

●湿热浊毒、蕴于脾胃证

辨证要点：口舌生疮、或鹅口疮，大便溏薄，舌苔厚腻、脉滑弱。

●湿热内蕴、脾胃阴虚证

辨证要点：口舌生疮，口干不喜饮水，舌红有裂纹、苔薄黄腻，脉细滑。

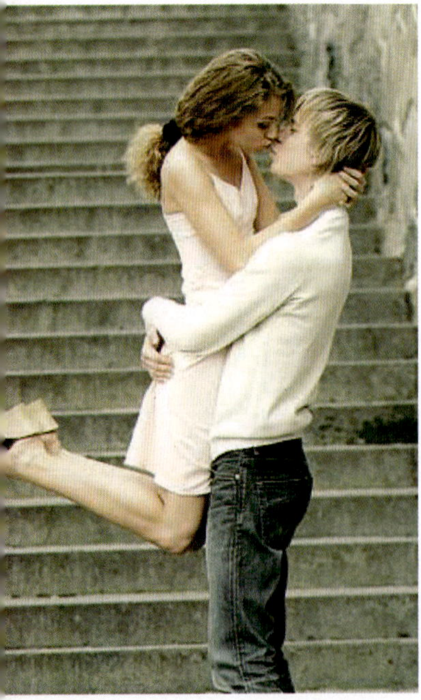

●脾肾亏虚、虚火上浮证

辨证要点：口舌生疮、色淡红微痛、纳呆便溏、腰酸乏力、舌淡裂纹、苔薄腻、脉沉弱。

3.7 结节肿块证候

●痰瘀毒邪蕴结证

辨证要点：皮下结节、或紫斑、或肿块。

3.8 内风与心神异常证候

●气虚血瘀、风痰阻络证

辨证要点：头痛、或头晕、或麻木、或瘫痪、或痫证、或痴呆、形瘦、乏力、舌淡暗苔腻、脉滑弱。

●热盛痰蒙、风火相煽证

辨证要点：高热、神昏、惊厥、或瘫痪、舌红苔黄腻、脉弦滑。

●痰浊瘀阻、蒙蔽清窍证

辨证要点：神昏、或痴呆、安静无躁动、舌暗苔白腻、脉滑。

4、抗病毒疗法常见毒副反应的中医辨证

●周围神经病变：临床表现肢体麻木、疼痛等。中医辨证常见：气血不足、肝肾亏虚、痰瘀阻络证（可见舌淡暗苔腻、脉弱），和湿热瘀阻经络证（可见舌苔黄腻、脉滑）。

●消化道反应：临床表现恶心、呕吐、腹泻等。中医辨证常见：脾气虚弱、痰湿中阻证（可见舌淡苔白腻、脉弱滑），和湿热互结、脾虚气弱证（可见舌苔黄腻、脉滑弱）。

●肝胆胰病变：临床表现胁痛胁胀、纳呆恶心等。中医辨证常见：肝郁脾虚、痰湿中阻证（可见舌淡苔白腻、脉弦细滑），和肝胆湿热、肝郁脾虚证（可见舌苔黄腻、脉弦滑）。

肾结石：临床表现腰部酸胀、或酸痛、或剧痛等症，中医辨证常见：湿热瘀阻、肾气亏虚证（可见舌苔腻、脉沉滑）。

骨髓抑制：临床表现贫血、或出血倾向等症，中医辨证常见：脾肾亏虚、瘀血内阻证（可见舌淡暗、脉沉涩）。

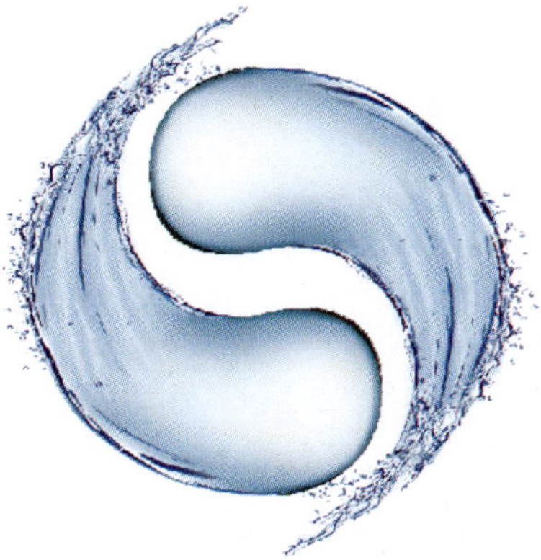

中医药调治

中医药调治，包括使用内服或外用中药，通过中药清热解毒、祛湿化浊、凉血活血、益气养血、滋阴温阳、健脾补肾、疏调五脏等，达到扶正祛邪、调理脏腑阴阳寒热虚实、促进疾病康复的目的。

1、内服中药

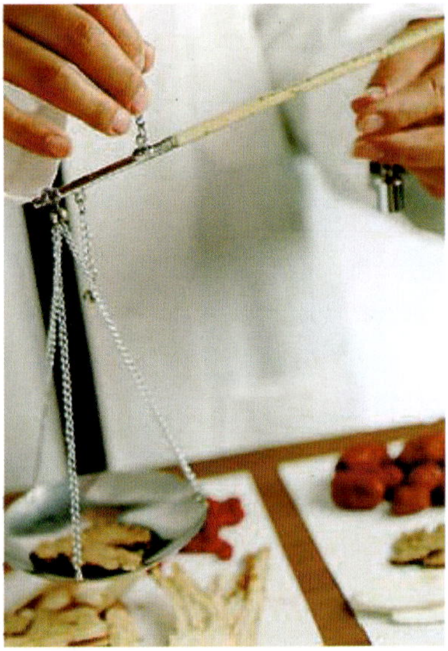

1.1 辨证使用中成药

1.1.1 急性期

●疫毒侵袭，卫气同病，累及营血证

治法：透邪清热、凉血解毒

中成药：双黄连口服液30ml/次，8小时1次；或银黄颗粒2袋/次，8小时1次，口服；或银翘解毒片8片/次，8小时1次，口服；穿心莲片或复方穿心莲片6～8片/次，3次/日，口服。发热明显者，可选用双黄连注射用粉剂3g/次，8～12小时1次，温开水溶化口服，热势已退，改用口服制剂。以上在医生指导下选用。

1.1.2 潜伏期

●痰浊瘀毒、壅结瘰疬证

治法：化痰散结、化瘀解毒

中成药：西黄丸3g/次，2次/日，口服；体虚者配用补中益气丸6g/次，2次/日，六味地黄丸8粒/次，2次/日，以补益气阴、扶正培元。外用紫金锭，研磨后用温水或白醋调敷患处。以上在医生指导下选用。

●少阳湿热、痰热郁结证

治法:疏利少阳、清化湿热

中成药:小柴胡颗粒 10g/ 次,3 次 / 日,合用甘露消毒丸 9g/ 次,3 次 / 日,口服。以上在医生指导下选用。

●肝郁脾虚、疫毒内伏证

治法:疏肝解郁、健脾化湿

中成药:小柴胡颗粒 10g/ 次,3 次 / 日,合逍遥丸 9g/ 次或浓缩丸 8 粒 / 次,3 次 / 日,或加味逍遥丸 9g/ 次,3 次 / 日,口服;或合用香砂六君子丸 6g/ 次,3 次 / 日,或参苓白术丸 6g/ 次,3 次 / 日,口服。以上在医生指导下选用。

●气血亏虚、疫毒内伏证

治法:健脾益气、滋阴养血、佐以解毒

中成药:人参归脾丸 9g/ 次,3 次 / 日,或补中益气丸 6g/ 次,3 次 / 日,或十全大补丸 6g/ 次,3 次 / 日,或人参固本丸 9g/ 次,3 次 / 日,或合用复方穿心莲片 8 片 / 次,3 次 / 日,口服。另可配用冬虫夏草制剂和蜂王浆制剂,如金水宝胶囊 3 粒 / 次,3 次 / 日,百令胶囊 5 粒 / 次,3 次 / 日,以益气补肾、增强免疫。以上在医生指导下选用。

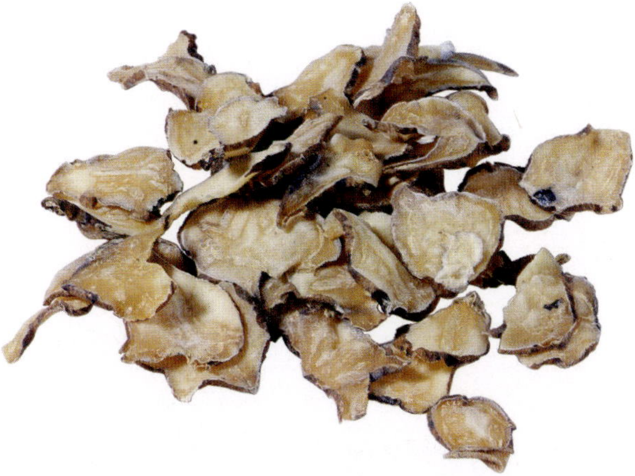

●邪伏阴分、营阴耗伤证

治法:滋补肝肾、解毒透营

中成药:二至丸 9g/ 次,3 次 / 日,或知柏地黄丸 6g/ 次,3 次 / 日,或大补阴丸 6g/ 次,3 次 / 日,或河车补丸 9g/ 次,3 次 / 日,口服。以上在医生指导下选用。

1.1.3 发病期

1.1.3.1 全身性证候

●热毒内蕴、气阴亏虚证

治法:清热解毒、益气养阴

中成药:清热解毒类与益气养阴类中成药联合服用。

清热解毒类,如复方板蓝根冲剂 2 袋 / 次,2 次 / 日,或双黄连口服液 20ml/ 次,2 次 / 日,或银黄颗粒 2 袋 / 次,2 次 / 日,或金银花露,100ml/ 次,2 次 / 日,或复方穿心莲片 8 片 / 次,2 次 / 日,口服。

益气养阴类,如贞芪扶正冲剂 2 袋 / 次,2 次 / 日;或补中益气丸 6g/ 次,2 次 / 日,合用六味地黄丸 8 粒 / 次,2 次 / 日,或知柏地黄丸 6g/ 次,2 次 / 日,或杞菊地黄丸 8 粒 / 次,2 次 / 日,或二至丸 9g/ 次,2 次 / 日,口服。以上在医生指导下选用。

●湿热蕴结、气阴亏虚证

治法:清热化湿、益气养阴

中成药:甘露消毒丸 18g/ 次,2 次 / 日,合用清暑益气丸 18g/ 次,2 次 / 日,口服。以上在医生指导下选用。

●湿浊之邪,伏于膜原证

治法:燥湿化浊、疏达膜原

中成药:正柴胡饮颗粒 3g/ 次,3 次 / 日,或小柴胡冲剂 10g/ 次,3 次 / 日,合用暑湿感冒冲剂 8g / 次,3 次 / 日,或藿香正气软胶囊 4 粒 / 次,3 次 / 日,口服。以上在医生指导下选用。

1.1.3.2 上焦证候

●体虚外感、邪犯少阳证

治法:益气疏透、和解少阳

中成药:补中益气丸 6g/ 次,3 次 / 日,合小柴胡颗粒 10g/ 次,3 次 / 日,或正柴胡饮颗粒 3g/ 次,3 次 / 日。以上在医生指导下选用。

●风热毒邪、壅结上焦证

治法:疏风清热、凉血解毒

中成药:双黄连口服液 20ml/ 次,3 次 / 日,或银黄颗粒 1 袋 / 次,3 次 / 日,羚翘解毒片 8 片 / 次,3 次 / 日,或复方穿心莲片 8 片 / 次,3 次 / 日,或复方板蓝根冲剂 2 袋 / 次,2 次 / 日;大便干燥者,栀子金花丸 9g/ 次,1 ~ 2 次 / 日,或黄连上清丸 6g/ 次,1 ~ 2 次 / 日,口服,大便通后停用。以上在医生指导下选用。

●风热外袭、痰热壅肺证

治法:清热宣肺、化痰通便

中成药:复方鲜竹沥液(祛痰灵)30ml/ 次,3 次 / 日,或急支糖浆 30ml/ 次,3 次 / 日,或羚羊清肺丸 2 丸,3 次 / 日,或清肺抑火丸 6g/ 次,3 次 / 日,或牛黄蛇胆川贝液 (散)10ml/ 次,3 次 / 日(1g/ 次,3 次 / 日),口服。以上在医生指导下选用。

●痰浊痹阻、肺脾气虚证

治法:宣肺化痰、健脾化湿

中成药:通宣理肺丸(浓缩丸)16 粒 / 次,3 次 / 日,或苏子降气丸 6g / 次,3 次 / 日,或气管炎丸 30 粒 / 次,3 次 / 日;痰蕴化热、喘咳明显,合用麻杏止咳糖浆 15ml// 次,3 次 / 日,口服。以上在医生指导下选用。

●燥热伤肺、气阴亏虚证

治法:清燥润肺、益气养阴

中成药:养阴清肺糖浆(丸)30ml// 次或 1 丸 / 次,3 次 / 日,或百合固金丸 6g/ 次,3 次 / 日,或秋梨膏 15g/ 次,3 次 / 日,口服。以上在医生指导下选用。

1.1.3.3 中焦证候

●秽浊内蕴、脾胃积热证

治法：清热化浊

中成药：左金丸 6g/次，2 次/日，或黄连清胃丸 10g/次，2 次/日，合用藿香正气软胶囊 3 粒/次，2 次/日，口服。以上在医生指导下选用。

●湿毒内蕴、脾胃阴虚证

治法：清利湿热、滋阴解毒

中成药：龟苓膏 100g/次，3 次/日，口服。在医生指导下选用。

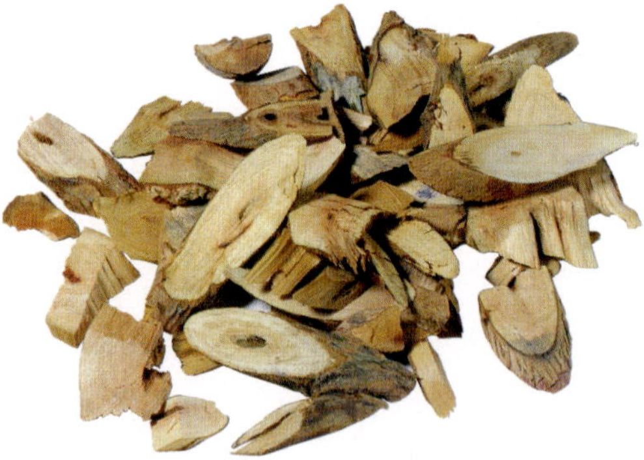

●湿热内蕴、脾虚下陷证

治法：清化湿热、升阳健脾

中成药：香连丸 6g/次，3 次/日，或香连化滞丸 2 丸/次，3 次/日，或葛根芩连片 4 片/次，3 次/日，合用香砂六君子丸 6g/次，3 次/日，或参苓白术丸 6g/次，3 次/日，或补中益气汤 6g/次，3 次/日，口服。以上在医生指导下选用。

●肝胆湿热、肝郁脾虚证

治法：清利湿热、疏肝健脾

中成药：清热利湿解毒类：茵栀黄口服液 10ml/次，3 次/日，垂盆草冲剂 10g/ 次,3 次 / 日,鸡骨草丸 4 粒 / 次,3 次 / 日,护肝片 4 片 / 次,3 次 / 日,口服。

解毒疏肝健脾类:茵陈五苓丸 6g/ 次,3 次 / 日,乙肝宁冲剂 1 袋 / 次,3 次 / 日, 肝康宁 5 粒 / 次,3 次 / 日, 利肝隆 1 袋 / 次,3 次 / 日,肌醇舒肝片 3 片 / 次,3 次 / 日,慢肝解郁胶囊 4 粒 / 次,3 次 / 日,口服。

疏肝健脾化湿类: 逍遥丸 8 粒 / 次,3 次 / 日、合参苓白术散 6g/ 次,3 次 / 日,口服。

以上在医生指导下选用。

1.1.3.4 下焦证候

●肝肾阴虚、湿毒内蕴证

治法:滋肾养肝、化湿解毒

中成药:杞菊地黄丸 6g / 次,3 次 / 日,合用加味逍遥丸 6g/ 次,3 次 / 日;或乙肝扶正胶囊 4 粒 / 次,3 次 / 日,或利肝乐口服液 30ml/ 次,3 次 / 日。肾气虚者,乙肝宝胶囊 4 粒 / 次,3 次,口服。以上在医生指导下选用。

●脾肾阳虚、湿热内蕴、寒热错杂证

治法:温阳健脾、清化湿热

中成药:香连丸 6g/ 次,3 次 / 日,或香连化滞丸 2 丸 / 次,3 次 / 日,或葛根芩连片 4 片 / 次,3 次 / 日,合用附子理中丸 1 丸 / 次,3 次 / 日,或补脾益肠丸 6g / 次,3 次 / 日,口服。以上在医生指导下选用。

●脾肾阳虚、寒湿内盛证

治法:温肾助阳、健脾化湿

中成药:附子理中丸 1 丸 / 次,3 次 / 日,或四神丸 9g / 次,3 次 / 日, 或金匮肾气丸 6g / 次,3 次 / 日, 或合用不换金正气散 15g / 次,3 次 / 日,口服。以上在医生指导下选用。

●精气耗竭、疫毒深陷证

治法:补益肾精、益气托毒

中成药：左归丸 9g／次，3 次／日，合用补中益气丸 6g/ 次，3 次／日，口服。另可配用冬虫夏草制剂和蜂王浆制剂，如金水宝胶囊 3 粒 / 次，3 次／日，百令胶囊 5 粒 / 次，3 次／日，益气补肾、增强免疫。以上在医生指导下选用。

1.1.3.5 皮肤损害证候

● 风湿热毒、蕴结血分证

治法：祛风化湿、凉血解毒

中成药：湿毒清胶囊 4 粒 / 次，3 次／日，或二妙丸 9g/ 次，3 次／日；或银屑灵冲剂 1 袋／次，3 次／日；热毒偏盛者，复方青黛丸 6g/ 次，3 次／日；偏于血燥者，乌蛇止痒丸 2.5g/ 次，3 次／日，口服。以上在医生指导下选用。

● 肝经风火、湿毒蕴结证

治法：清肝利湿、凉血解毒

中成药：龙胆泻肝丸 6g/ 次，3 次／日（不宜长期服用）；热毒偏盛者，复方青黛胶囊 5 粒 / 次，3 次／日；兼脾虚有湿者，合用参苓白术丸 6g/ 次，3 次／日，口服。以上在医生指导下选用。

● 热毒壅脓、气血亏虚证

治法：清热解毒、益气托毒

中成药：西黄丸 3g/ 次，2 次／日，或（梅花）点舌丸 3 粒／次，2 次／日（不宜长期服用），合用补中益气丸 6g/ 次，3 次／日；疮疡肤色淡白，属寒性脓疡，阳币和丸 3g／次，3 次／日，口服。以上在医生指导下选用。

1.1.3.6 口腔损害证候

● 心胃火盛证

治法：清胃泻火

中成药：导赤丸 6g/ 次，3 次／日，或黄连清胃丸 10g／次，3 次／日，口服。以上在医生指导下选用。

●湿热浊毒、蕴于脾胃证

治法:辛开苦降、清热化浊

中成药:左金丸 6g/ 次,3 次 / 日,口服。在医生指导下选用。

●湿热内蕴、脾胃阴虚证

治法:清利湿热、滋阴凉血

中成药:龟苓膏 50g/ 次,3 次 / 日,口服。在医生指导下选用。

●脾肾亏虚、虚火上浮证

治法:滋肾健脾、敛降虚火

中成药:知柏地黄丸 6g/ 次,3 次 / 日,合补中益气丸 6g/ 次,3 次 / 日,或参苓白术丸 6g/ 次,3 次 / 日,或香砂六君子丸 6g/ 次,3 次 / 日,口服。以上在医生指导下选用。

1.1.3.7 结节肿块证候

●痰瘀毒邪蕴结证

治法:祛瘀化痰、解毒散结

中成药:醒消丸 6g / 次,2 次 / 日;或小金丹 3g / 次,2 次 / 日,口服。以上在医生指导下选用。

1.1.3.8 内风与心神异常证候

●气虚血瘀、风痰阻络证

治法:益气活血、化痰通络

中成药:镇脑宁胶囊 4 粒 / 次,3 次 / 日,脑心通胶囊 5 粒 / 次,3 次 / 日,消栓通络胶囊 3 粒 / 次,3 次 / 日,通心络胶囊 3 粒 / 次,3 次 / 日,口服。以上在医生指导下选用。

●热盛痰蒙、肝风内动证

治法:清心镇肝、化痰开窍

中成药:安宫牛黄丸 1 丸 / 次,1 ~ 2 次 / 日,同仁牛黄清心丸 1 丸 / 次,2 次 / 日,局方至宝丹 3g/ 次,2 次 / 日,安脑丸 2 丸 / 次,2 次 / 日,口服。醒脑静注射液,遵医嘱使用。以上在医生指导下选用。

●痰浊瘀阻、蒙蔽清窍证

治法:涤痰化瘀开窍

中成药:苏合香丸1丸/次,1~2次/日,口服。在医生指导下选用。

●气血亏虚、神情呆滞证

治法:益气补血、养心安神

中成药:柏子养心丸6g/次,3次/日,或定心丸6g/次,3次/日,或合用健脑丸20粒/次,3次/日,口服。以上在医生指导下选用。

1.1.4 抗病毒疗法常见毒副反应中药调摄

周围神经病变

●气血不足、肝肾亏虚、痰瘀阻络证

治法:益气补肾、活血化痰、舒筋通络

中成药:

活血化瘀类:舒筋活血片5片/次,3次/日,或复方夏天无片2片/次,3次/日,或三七总甙片4片/次,3次/日,或延胡止痛片4片/次,3次/日,或太极通天口服液10ml/次,2~3次/日,或脉管炎片4片/次,3次/日,或通心络胶囊3粒/次,3次/日,口服;

逐瘀化痰类:活血通脉胶囊2~4粒/次,3次/日,口服;

活血解毒类:毛冬青片5片/次,3次/日,口服;

益气活血类:大活络丸1丸/次,2次/日,再造丸1丸/次,2次/日,脑心通胶囊5粒/次,3次/日,口服;

益气补肾、活血通络类:独活寄生丸9g/次,3次/日,天麻丸6g/次3次/日,天麻头风灵胶囊4粒/次,3次/日,心通口服液10~20ml/次,2~3次/日,中汇川黄液10ml/次,3次/日,口服。

以上在医生指导下选用。

● 湿热瘀阻经络证

治法：清化湿热、活血通络

中成药：四妙丸 6g／次，3 次／日，或三妙丸 9g／次，或风湿圣药 6 粒／次，3 次／日，3 次／日，口服。以上在医生指导下选用。

消化道反应

● 痰湿中阻、脾胃气虚证

治法：健脾化湿、和胃化痰

中成药：香砂六君丸 6g／次，3 次／日，或香砂平胃丸 6g／次，3 次／日。口服。在医生指导下选用。

● 湿热互结、脾胃气弱证

治法：辛开苦降、健脾和胃

中成药：左金丸 6g/次，3 次／日，合用香砂六君丸 6g／次，3 次／日，口服。在医生指导下选用。

肝胆胰病变

● 肝郁脾虚、痰湿中阻证

治法：疏肝健脾化湿

中成药：逍遥丸 8 粒／次，3 次／日，合用香砂六君丸 6g／次，3 次／日，或参苓白术丸 6g/次，3 次／日，口服。在医生指导下选用。

● 肝胆湿热、肝郁脾虚证

治法：清化湿热、疏肝健脾

中成药：

清化湿热、解毒退黄类：茵栀黄口服液 10ml／次，3 次／日，垂盆草冲剂 10g／次，3 次／日，口服；

利湿退黄类：茵陈五苓丸 6g／次，3 次／日，口服；

健脾化湿：香砂六君丸 6g／次，3 次／日，或参苓白术丸 6g／次，3 次／日，口服；

清化湿热、疏肝健脾类：肝康宁 4 粒／次，3 次／日，乙肝宁冲剂 17g／次，3 次／日，澳泰乐冲剂 15g／次，3 次／日，利肝乐口服液30ml/次,3次/日,口服。

以上在医生指导下选用。

肾结石

●湿热瘀阻、肾气亏虚证

治法:清利湿热、补肾排石

中成药:肾石通冲剂15g/次,3次/日,或复方金钱草颗粒6g/次,3次/日,或排石颗粒20g/次,3次/日,合用金匮肾气丸15粒,2次/日,口服。以上在医生指导下选用。

骨髓抑制

●脾肾亏虚、瘀血内阻证

治法:健脾养血、补肾添精

中成药:再障生血片5片/次,3次/日,阿胶补血颗粒20g/次,2次/日,口服。在医生指导下选用。

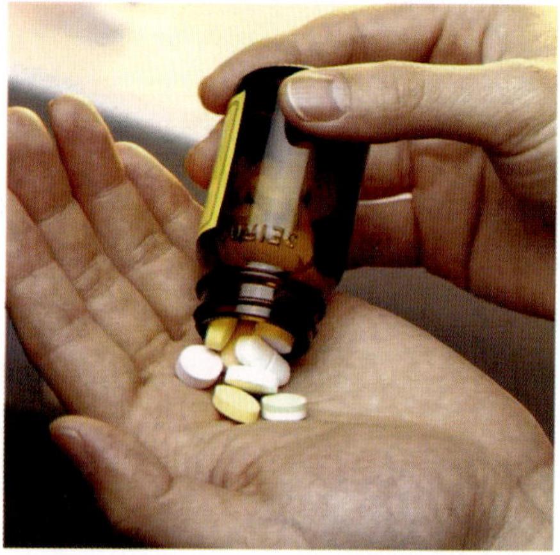

1.2 艾滋病制剂

目前国内已经上市的中药制剂唐草片,具有益气活血、清热解毒功效,适用于辅助治疗艾滋病前期或早期虚实夹杂证,临床表现消瘦、乏力、淋巴结肿大、口腔白斑、慢性腹泻、皮疹等,用法8片/

次，3 次 / 日，口服。

还有一些中药制剂尚在研发阶段，主要作为科研用药、或全国中医药治疗艾滋病试点项目用药，以益气养阴、健脾补肾为主要功效的有：艾宁颗粒（原中研 2 号）、康爱保生胶囊、泰和济生方、爱康胶囊等；以益气养阴（血）、健脾化湿、解毒活血为主要功效的有：中研 4 号、艾灵颗粒、益艾康、爱可扶正片、扶正抗毒胶囊等；以清热解毒或清化湿热为主要功效的有：乾坤宁、艾可清、复方三黄颗粒、祛毒增宁胶囊、复方 SH、艾乃吉 1 号等；以活血化瘀、解毒散结为主要功效的有：艾通冲剂、金龙胶囊、XQ9302 等。以上中药制剂需在项目管理和医务人员指导下使用。

2、外用中药

2.1 口腔病变

临床表现：舌炎、口腔溃疡、单纯疱疹、鹅口疮、咽喉肿痛、牙龈肿痛等。

外用药：外用散剂，如口腔溃疡散、锡类散、冰硼散、双料喉风散、喉康散、西瓜霜喷剂、口腔炎喷雾剂等，5 次 / 日，喷敷患处；

口含片：如黄氏响声含片、银黄含片、新癀片等，5 次 / 日，含服；

中药漱口液，可采用黄连、银花、生甘草各 10g、川椒 6g，日 1 剂，水煎取汁，5 次 / 日，含漱。

2.2 皮肤病变

临床表现：皮肤痒疹、湿疹、癣、带状疱疹、黄水疮、痈疖、疮疡等。

外用药：

热毒壅盛：可见皮疹或疮疡色红、渗出血性或黄色分泌物；可选用四黄膏（中国中医科学院广安门医院院内制剂）、复方片仔癀软膏、紫草油等，外敷患处；或如意金黄散、梅花点舌丹、蟾酥丸、六神丸、紫金锭等，研细末，用红霉素软膏调匀敷患处。

湿毒浸淫：可见痒疹、湿疹、脂溢性皮炎等，可选湿毒膏（中国中医科学院广安门医院院内制剂）、肤炎宁、玫芦皮疾灵等外用。

另外，带状疱疹，可选用季德胜蛇药片研细末，或如意金黄散加青黛按 1:1 比例，以红霉素软膏调匀敷患处。

各种癣类，可选用华佗膏、硫磺膏等外敷患处，或足癣一次净，浸泡湿敷患处 20 ~ 30 分钟 / 次，1 次 / 日，或足光粉 40g 加沸水 1 000 ~ 1 500ml 溶解，待放温后浸泡湿敷患处 20 ~ 30 分钟 / 次，1 次/日。

属中医热毒壅盛或湿热浸淫所致的各类皮肤或外阴病变，还可采用马齿苋 30g、蒲公英 30g、土茯苓 15g、苦参 15g、黄柏 10g、苍术 10g、黄连 10g、百部 10g、白鲜皮 10g、地肤子 10g、蛇床子 10g 等中药，水煎外洗或湿敷，2 次 / 日，每 1 剂经煮沸后可重复使用 2 ~ 3 天，20℃以下室温或冰箱存放。

针灸调治

针灸调治，是在中医理论指导下，运用针刺与艾灸等刺激体表腧穴，通过疏通经络、调和阴阳、扶正祛邪，达到促进疾病康复的目的。在本病调摄中，应由针灸医师操作或指导下进行。针灸疗法作为辅助手段，对于患者改善体质、增强抗病能力、缓解症状、提高生存质量具有积极的意义。

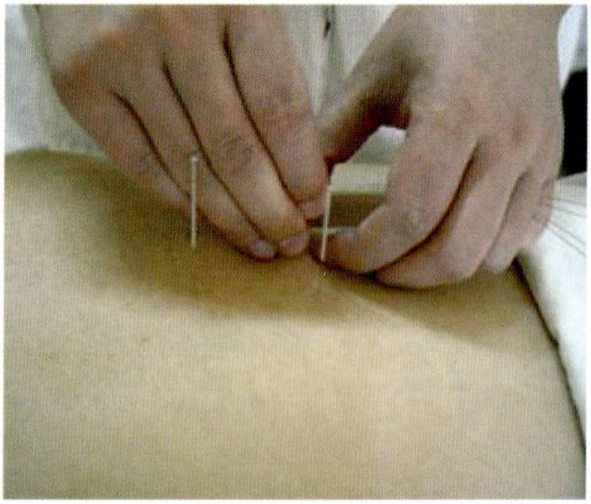

1、常用取穴及方法(3)

●提高免疫与抗病能力

取穴：关元、气海、足三里、三阴交、内关、百会、膈俞、脾俞、肾俞；交替选用，采用针刺补法或灸法，每次20～30分钟，1次/日，10次1疗程。

关元、气海、足三里具有强壮作用，可自我实施灸法。关元穴在小腹部，前正中线上，脐下3寸（同身寸法，自我手四指并拢的宽度为3寸）；气海穴在肚脐与关元连线的中点；足三里穴在胫骨粗隆下方、胫骨前缘外旁开1横指。操作方法：点燃艾条，距离穴位0.5～1cm，灸至皮肤潮红为度，每日1次，1个月1疗程，连续2～3个疗程。发热时暂停灸法。

●清理体内毒素

取穴：筑宾、后溪、外劳宫、列缺、照海；交替选用，采用针刺泻法，每次20～30分钟，1次/日，10次1疗程。

●镇静安神、缓解焦虑

艾滋病毒感染者及患者常伴有悲观、恐惧、焦虑等情绪改变，使免疫功能进一步受到抑制，对疾病的恢复极为不利，针灸疗法在镇静安神、缓解焦虑方面具有较好的作用。

取穴：百会、神门、内关、三阴交、太溪；交替选用，采用针刺平调法，每次20～30分钟，1次/日，10次1疗程。

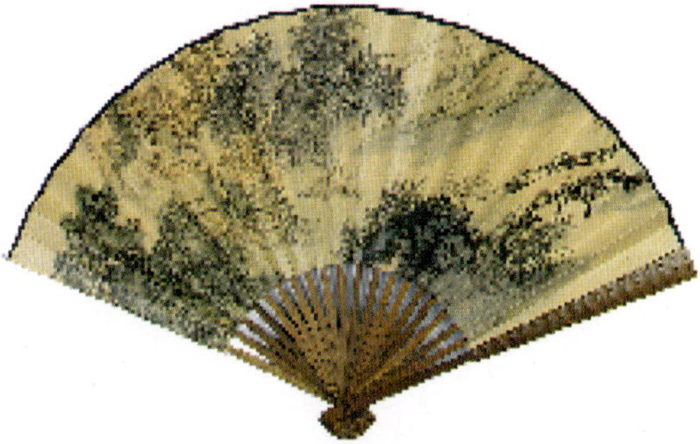

●消化系统症状调治

取穴：脾俞、中脘、内关、丰隆、合谷、天枢、神阙；交替选用，根据病情采用针刺补泻手法或灸法，每次20～30分钟，1次/日，10次1疗程。

虚寒性腹泻，临床表现大便稀薄、肚腹喜温喜按、喜热饮食，取穴关元、神阙(位于肚脐)、足三里，可自我实施灸法，操作方法如前述。

●呼吸系统症状调治

实证取穴：大椎、孔最、合谷；采用针刺泻法，每次20～30分钟，1次/日，10次1疗程。

虚证取穴：肺俞、膻中、尺泽、太溪，采用针刺补法或灸法，每次20～30分钟，1次/日，10次1疗程。

●肝功能异常调治

取穴：肝俞、胆俞、阴陵泉、血海、筑宾；交替选用，根据病情采用针刺补泻手法，每次20～30分钟，1次/日，10次1疗程。

●皮肤痒疹或疱疹调治

取穴：曲池、血海、飞扬、三阴交；采用针刺泻法，每次20～30分钟，1次/日，10次1疗程。

●发热恶寒调治

取穴：大椎、风池、曲池、合谷、中渚；交替选用，采用针刺泻法，每次20～30分钟，1次/日，10次1疗程。

●自汗盗汗调治

取穴：阴郄、复溜；采用针刺补法，每次20～30分钟，1次/日，10次1疗程。

2、注意事项

①HIV能通过血液传播，针刺一般不作为首选，如行针刺治疗需用一次性针具，施术者操作过程应严格消毒隔离，带加强手套，注意防护，术后棉签、针具妥善处

理。

②虚弱病人，针刺手法要轻，或选用灸法，或在医师指导下采用耳穴埋豆法辅助调理。

③使用灸法时，注意避免皮肤灼伤。可选用隔姜灸或隔蒜灸，将鲜姜或大头蒜切片厚约0.2～0.3mm，用针穿刺几个小孔，放置穴位上，将约1cm艾炷点燃放在姜或蒜片上，能达到强化治疗和减少皮肤灼伤作用。

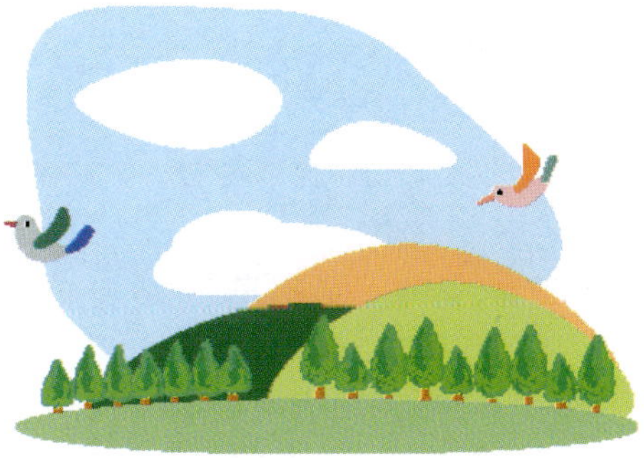

精神调摄

HIV感染者及艾滋病患者多被躯体不适、治疗复杂、工作能力下降、经济生活窘困、被社会疏远等诸多问题困扰，必然产生相应的心理变化，这种心理反应可因个人文化、职业、经济、感染背景和疾病阶段不同而异。从最初心理应激到接受现实、并以积极态度配合治疗，需要一定时间的心理转换过程，一般表现为：①不相信检测结果，到处寻医复查；②认为将有生命危险，不能面对现实，不可预期的死亡使产生焦虑、恐怖、愤怒、绝望，心理压力很大；③担心传染给家人和他人；④通过性生活被感染者有悔恨和罪恶感；⑤有的因配偶或性伙伴感染而产生憎恨；⑥因社会歧视、周围人疏远或者失去工作而产生敌意；⑦害怕被社会、家庭遗弃而自暴自弃，对未来失去希望，想到或实施自杀；⑧被迫改变与周围人的关系，特别是性关系；⑨故意隐瞒感染状况，甚至表现仇恨社会、报复他人的过激行为。以上种种负性心理反应，容易造成患者心理抑郁、焦虑，抑郁与焦虑情绪通过神经内分泌免疫调节机制，进一步抑制人体免疫功能，促进疾病进展[4][5]。从中医角度看，喜、怒、忧、思、悲、恐、惊等情绪持续而过度改变，会造成人体气血运行紊乱、脏腑功能失调，对艾滋病本身的病理造成十分不利影响。因此，及时有效的心理调节与支持是保障顺利治疗、提升生存质量、回归融入社会的必要前提。

1、自我精神调摄

●面对现实、积极应对

当接到抗 HIV 抗体初筛试验阳性结果，需要谨慎对待，按医生要求进一步检测核实，经确认试验为阳性结果方能诊断；同时回顾既往可能发生的高危性接触、输注血液制品、被艾滋病毒污染暴露等事件，为流行病学史提供依据。随着医学的进步发展，艾滋病联合抗病毒药疗法的发明，中西医结合治疗的优势，艾滋病已成为可控性慢性疾病，患者在系统治疗管理下，生存期大为延长。直面现实，借助最新科技成果积极应对！

●积极配合专业治疗

在指定的医疗防疫机构，及早获得国家免费医疗的支持，积极配合艾滋病及相关专业中西医治疗，接受专业医护人员指导，通过疾病有效的控制和全身情况的改善，将增强与疾病抗争的信心，也有助于缓解抑郁和焦虑状态，促进疾病康复。

●求助心理咨询与指导

在强大的心理压力下,出现强烈的心理反应,甚至难以自控的精神症状,应及早求助专业咨询师和精神卫生医师指导,他们会提供令人信赖的心理支持,包括保护隐私、悉心倾诉、建议对策,以及配合必要的抗焦虑、抗抑郁药物。

●积极方式释放压力

在获得专业与心理治疗同时,做一些自己喜欢而有益于身心的事情,如写作、摄影、绘画、听音乐、养花、养宠物、钓鱼、游泳、打拳、旅游等,投身自然、强身健体、愉悦心情,从而舒缓压力、平和心态,促进气血调畅、身心康复。

●回归与回馈社会

随着全社会对艾滋病事业的关注,加入艾滋病事业社会团体,在争取获得国内与国际社会支持、维护合法权益的同时,以现身说法、从自身做起,参与艾滋病预防传播的宣教公益活动;通过积极参加艾滋病中西医防治研究等工作,扩大人际交往,实现回馈社会,充实而有意义的生活,无疑使人生命的价值得到延伸。

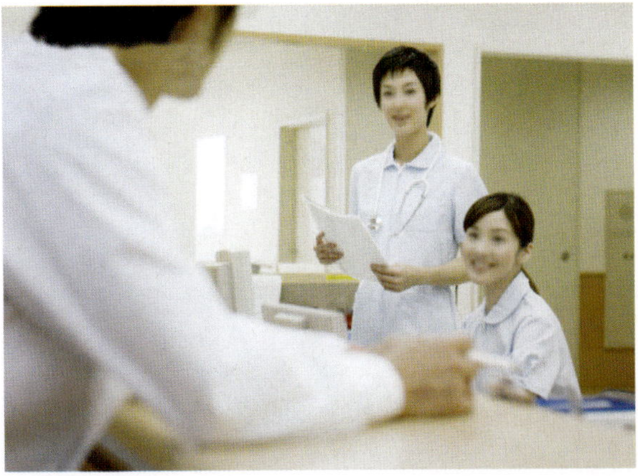

2、抑郁和焦虑状态中医药调治

抑郁或焦虑状态属于中医郁证、百合病、脏躁等范畴。当持续或过度情绪波动与精神打击，就会造成气血运行紊乱、脏腑功能失调，如心肝气郁、痰热内扰、郁热伤阴、心脾两虚、心肾亏虚，导致心神失养或心神不宁，表现精神情绪改变、睡眠障碍、各种躯体症状，以及艾滋病相关病情的加重。以下为抑郁或焦虑状态常见中医证候的中药调治。

2.1 肝气郁结证

辨证要点：情绪抑郁、胸闷胃胀、纳呆眠差、舌苔薄腻、脉弦弱。

治法：疏肝解郁、养心安神

中成药：逍遥丸 8 粒 / 次，3 次 / 日，或四逆散 9g/ 次，3 次 / 日，或气滞胃痛冲剂 10g/ 次，3 次 / 日，或胃苏颗粒 5g/ 次，3 次 / 日，口服；或合用脑乐静 30ml / 次，3 次 / 日，口服。以上在医生指导下选用。

2.2 痰热内扰证

辨证要点：胸中郁热、心烦失眠、急躁焦虑、纳呆口苦、舌红苔黄腻、脉弦滑。

治法：疏肝泻热、化痰安神

中成药：加味逍遥丸 9g/ 次，3 次 / 日，口服，合用同仁牛黄清心丸 3g/ 次，2 次 / 日，口服，后者症状缓解即停用，不宜久服。以上在医生指导下选用。

2.3 心肝阴虚、郁热内扰证

辨证要点：抑郁寡欢、悲伤欲哭、焦虑不安、失眠多梦、舌嫩红少苔、脉弦细。

治法：滋阴清热、解郁安神

中药：百麦安神饮（《路志正医林集腋》[6]），选用百合15g、淮小麦30g、莲子肉15g、炙甘草6g、大枣5枚、茯神15g、炒枣仁20g、夜交藤20g、合欢皮12g等，每日一剂，水煎两次，每次30分钟，取汁代茶饮。或选天王补心丹9g/次，2次/日，合用脑乐静30ml/次，3次/日，口服。以上在医生指导下选用。

2.4 心肝脾气血亏虚证

辨证要点：失眠多梦、心悸胆怯、易受惊吓、头晕黑朦、纳呆乏力、面色萎黄、舌淡白、脉细弱。

治法：健脾益气、养血安神

中成药：人参归脾丸9g/次，2次/日，或柏子养心丸6g/次，3次/日，或参芪五味子片5片/次，3次/日，合用复方枣仁胶囊1粒，晚睡前口服。以上在医生指导下选用。

2.5 心脾肾亏虚证

辨证要点：情绪低落、失眠健忘、胆怯易恐、腰膝酸软，夜尿频多，纳呆便溏，神疲乏力，脉沉弱。

治法：健脾补肾、养心安神

中成药：益肾安神口服液10ml/次，2次/日；或安神补心丸（胶囊）15粒/次（4粒/次），3次/日，合用人参归脾丸9g/次，2次/日，口服。以上在医生指导下选用。

饮食调养

1、营养指导

人体感染HIV后，由于食欲减退、吸收不良、能量代谢消耗增加等多种原因造成身体营养缺乏，绝大多数人因此出现体重降低，这也是营养状况损害出现的第一症状，80%以上的艾滋病病人还会出现极度消瘦。而营养缺乏又会加快艾滋病的进展，能量、蛋白质、微量营养素缺乏可以使身体的免疫功能进一步恶化，并影响其他生理功能，降低病人的生活质量和进行日常活动的能力。相反，营养良好就可延长病人的生存时间。同时也是提高巩固药物治疗效果的前提条件。

关于艾滋病消耗症状的判断，是指不自觉的体重降低≥10%，伴有慢性发热、虚弱或腹泻，而无其他使体重下降的相关疾病；体重降低超过5%就被认为是诊断消耗症状的切点；体重急剧下降，表明继发感染；体重下降较慢表明吸收不良或只是乳糖不耐受(7)。

1.1 艾滋病饮食原则(7)

（1）高能量、高蛋白饮食：艾滋病感染者和病人由于食欲下降、吸收功能降低造成能量摄入不足，同时，由于机体代谢率升高，使得能量不平衡，所以在饮食上应当以高蛋白和高能量的食物为主。

（2）多吃新鲜蔬菜和水果：艾滋病感染者和病人日常最好多吃新鲜的蔬菜和水果，以增强对疾病的抵抗能力。特别应多吃一些富含维生素 A、胡萝卜素和维生素 C 的新鲜蔬菜和水果以及含维生素 E 的食物。

（3）少量多餐、定时进餐：一次进食量过多容易引起消化不良，损伤脾胃，对病情不利；进食过少又会造成营养素摄入不足，营养更加匮乏。所以，艾滋病感染者和病人应少食多餐，一般以一日五六餐为宜。

（4）食物多样化：每一顿饭，尽量多吃几种食物，要学会计划一个包含五类食物（谷类、蔬菜水果类、鱼禽肉蛋类、奶和豆类、油脂类）的饮食。

（5）避免食用酸、辣等刺激性食物。

（6）注意饮食卫生。

（7）不吸烟、不饮酒。

（8）进行适量的体育锻炼。

（9）保持良好的情绪。

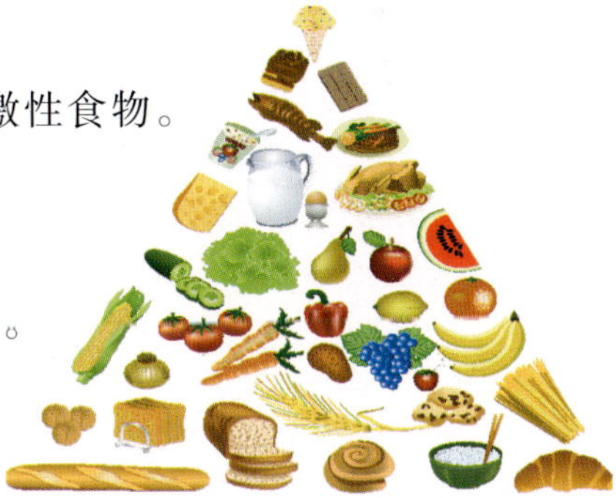

1.2 艾滋病营养小常识

合理营养是通过合理的膳食和科学的烹调加工，向人体提供足够数量的能量和各种营养素，并保持各营养素之间的数量平衡，以满足人体的正常生理需要。营养素包括蛋白质、脂肪、碳水化合物、矿物质、维生素、膳食纤维和水，共七大类。营养素对人体的功用有以下三个方面：

①参与细胞和组织的构成、修复与更新，如蛋白质、脂肪等。

②能提供人体从事劳动所需要的能量，如碳水化合物、脂肪等。

③能维持人体正常的生理功能，如维生素、矿物质等。在人们日常食用的食物中，含有多种能提高人体免疫功能的营养素，如蛋白质、维生素 A、维生素 E、维生素 C、锌、硒等。

我国的营养工作者根据食物的营养价值和在膳食中的地位将食物分为五大类：

第一类：谷类及薯类。

谷类食品包括小麦、大米、玉米、小米、高粱等。

薯类包括马铃薯、甘薯、木薯等。

第二类：动物性食物。包括畜、禽、鱼、蛋、奶等。

肉类：猪肉、牛羊肉等及其制品。

禽肉：鸡肉、鸭肉、鹅肉等及其制品。

鱼类：带鱼、黄花鱼、鲅鱼等海水鱼和鲤鱼、草鱼等淡水鱼两类及其他水产动植物，如海带、蛤蜊、虾、蟹等。

蛋类：鸡蛋、鸭蛋、鹅蛋、鹌鹑蛋等及其制品，如咸蛋、松花蛋、鸡蛋粉等。

奶类：牛奶、羊奶和马奶等及其制品，如奶粉、酸奶、

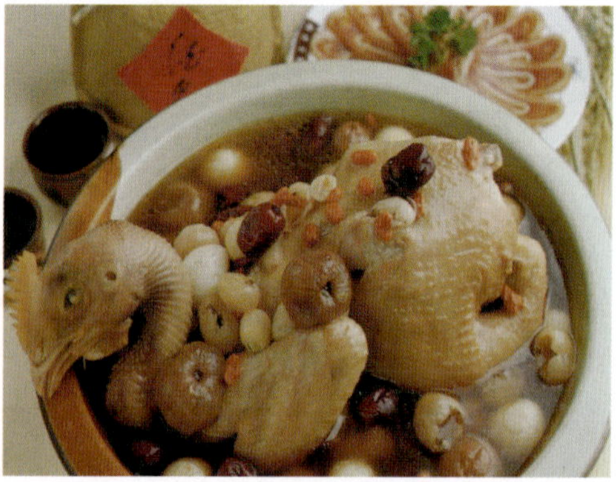

奶油、炼乳等。

第三类:豆类及其制品。包括大豆和其他干豆类及其制品。

豆类:绿豆、赤小豆、豌豆、蚕豆、芸豆、豇豆等。

豆制品:豆腐、豆浆、豆腐脑、腐乳、豆芽、腐竹等。

第四类:蔬菜水果类。

蔬菜按其结构及可食部分不同,分为鲜豆类、根茎类、叶菜类和茄果类等。

叶菜类:白菜、菠菜、油菜、卷心菜、韭菜、芹菜及蒿菜等。

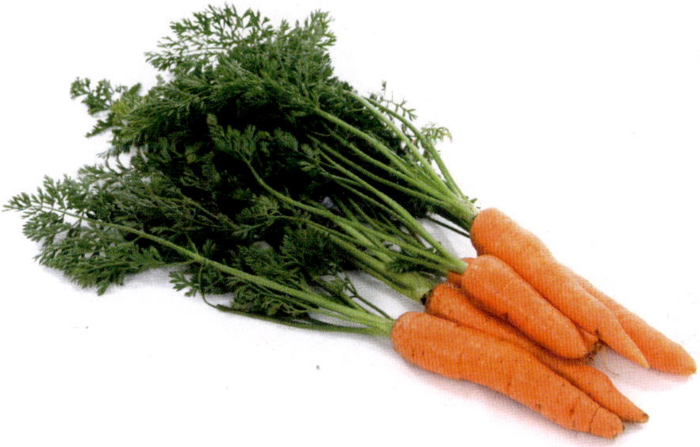

根茎类:萝卜、马铃薯、藕、山药、芋头、洋葱、蒜和竹笋等。

茄果类:冬瓜、南瓜、西葫芦、丝瓜、黄瓜、茄子、西红柿、辣椒等。

鲜豆类:毛豆、蚕豆、扁豆、豇豆、四季豆和豌豆等。

水果可分为鲜果类和干果类。

鲜果类:苹果、香蕉、梨、杏、菠萝、橘子、西瓜和猕猴桃等。

干果类：指由新鲜水果加工制成的果干，如葡萄干、杏干、蜜枣和柿饼等。

第五类：纯热能食物。包括动植物油、淀粉、食用糖和酒类。

动植物油：猪油、牛油、羊油、花生油、豆油、橄榄油、棕榈油、香油等。

淀粉：大豆淀粉、土豆淀粉、玉米淀粉、粉皮、粉丝、凉粉、藕粉等。

食用糖：白糖、冰糖、红糖、奶糖、巧克力、麦芽糖、棉花糖等。

酒类：白酒、果酒、黄酒、露酒、啤酒等。

当身体感染 HIV 后，体内的免疫细胞便开始遭到严重破

表 4　HIV 感染者和病人每人每天能量和蛋白质推荐量

活动水平	能量(千卡)		蛋白质(克)	
	男	女	男	女
轻	2600~2800	2300~2400	105~140	100~130
中	2900~3000	2500~2700	120~160	105~140
重	3300~3500	3000~3100	135~180	120~160

坏，身体的抵抗力下降，因此就比平常人更需要营养，每天所需蛋白质应是正常人群的 1.5~2 倍，能量应比正常人群高 10%~15%。

为了获得足够的蛋白质，无论在吃饭或是吃零食时，都应

该食用富含蛋白质的食物，包括动物性食物：

①肉类，包括猪肉、牛羊肉、鸡肉、鸭肉、鸽子肉等；

②鱼虾类，包括海水鱼类、虾类、墨鱼、贝类、蟹类等；

③奶及奶制品，包括牛奶、优质奶酪、奶粉等；

④蛋类，包括鸡蛋、鸭蛋、鹌鹑蛋等。

植物性食物，以下可作为动物性蛋白质的替代物：

①豆类及豆制品如豆腐、豆浆、四季豆、扁豆、豌豆等；

②坚果食物如花生、杏仁、葵花子等。

维生素是维持机体正常生理功能及细胞内特异代谢反应所必需的一类微量营养素。维生素分为脂溶性维生素和水溶性维生素。脂溶性维生素包括维生素A、D、E、K，它们不溶于水而溶于脂肪及有机溶剂，在食物中常与脂类共存，在酸败的脂肪中容易被破坏，摄入过多，可引起中毒，摄入过少，可缓慢出现缺乏症状。维生素A最好的食物来源是各种动物肝脏、奶油、蛋黄、鱼肝油、鱼卵、全奶、禽蛋等。β－胡萝卜素的良好来源是绿色、黄色或红色蔬菜和水果，如冬寒菜、菠菜、空心菜、莴笋叶、芹菜叶、胡萝卜、辣椒、红心红薯、南瓜、芒果、杏子、柑橘和柿子等。含维生素E丰富的食物有植物油、麦胚、坚果、种子类、豆类及其他谷类，蛋类、绿叶蔬菜中如菠菜、菜花等也含有一定量的维生素E。水溶性维生素

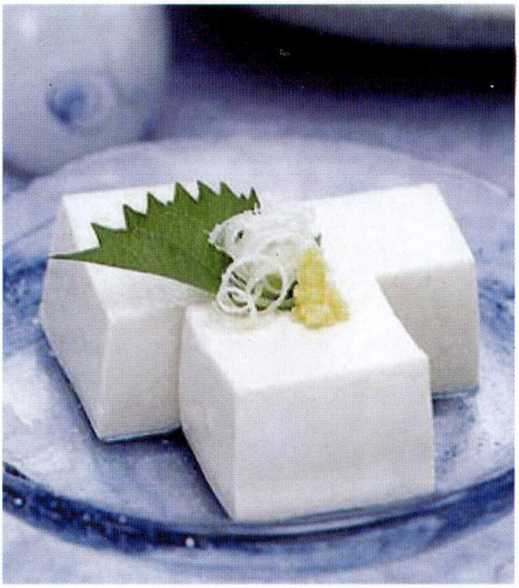

包括B族维生素和维生素C，它们易溶于水，在烹调加工时容易造成损失，所以在烹调新鲜蔬菜时要先洗后切，急火快炒；一般无毒性，但摄入极大量时也会出现毒性，摄入过少，则较快出现缺乏症状。维生素C的主要来源是新鲜蔬菜和水果，如柿子椒、番茄、菜花以及各种深色叶菜类，水果中的草莓、柑橘、柚子、柠檬、青枣、山楂、猕猴桃等含量十分丰富。维生素B_6广泛存在于各种食物中，其良好来源为肉类，尤其是肝脏，豆类中的黄豆、鹰嘴豆，蛋类，坚果中的葵花子、核桃等，哈密瓜、甜瓜、山楂、麦芽、麦胚等。禽肉、鱼、蛋和奶类能提供丰富的维生素B_{12}，其中动物内脏、牡蛎中含量较高，豆腐乳中所含维生素B_{12}很高。

硒缺乏可降低人体的抗感染能力，增加肿瘤的发生率。艾滋病患者的组织内和血液中硒通常缺乏[7]。含硒的食物有普通面粉、糙米、大麦、鱼、虾、海藻、动物肝、动物肾、蘑菇、大蒜、葱头、芦笋、胡萝卜、含硒鸡蛋等。锌是人体许多重要酶的组成成分，是正常生长发育必不可少的微量元素。锌能促进食欲，对维持免疫系统的正常发育和功能有着重要作用。锌的来源广泛，贝壳类海产品如牡蛎、扇贝、红色肉类及肝脏是锌的极好来源，干果类、谷类胚芽、麦麸、奶酪、蛋类、花生、口蘑香菇等也是锌的良好来源。但另一方面，高锌摄入也会减弱免疫系统的功能。

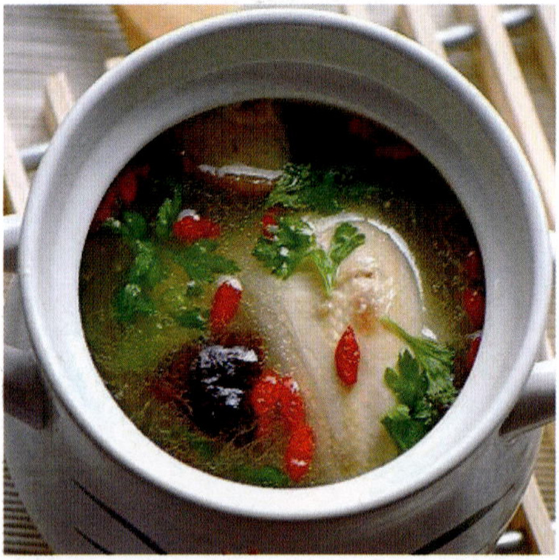

总之，艾滋病患者合理饮食、良好营养是必不可少的。合理的饮食是指选择含有参与构成身体组织的营养素（如蛋白质、钙、铁、磷等）、提供能量（大米、面粉等）和维生素以及矿物质（蔬菜）的多种食物，并饮用大量的流质。如果可能的话，还可以在食物制作过程中加入糖和油以提供更多的能量，并且根据季节变化，吃一些水果，增加营养素的摄入。

1.3 具有抗艾滋病病毒活性的食物

海藻、海带、紫菜：近年来研究发现，海藻和海带有抗 HIV 的作用。

(1)美国科学家在研究中发现，海藻和海带中含有一种叫硫酸脂的脂肪物质。该物质具有保护人体免疫系统的细胞不受艾滋病毒侵袭的作用。

(2)也有研究认为，海藻、紫菜含有丰富的多糖成分，其中硫酸多糖也有抗艾滋病病毒的活性作用。此外，食用菌多糖（存在于如茶树菇等食用菌）、螺旋藻多糖也有抗艾滋病病毒的活性[8]。

苦瓜：苦瓜中的苦瓜蛋白，对于进入人体内的艾滋病病毒有强烈的抑制作用；苦瓜素还可以激活增强免疫系统间接杀伤艾滋病病毒。美国科学家曾让 50 例艾滋病患者大量食用苦瓜或口含苦瓜汁，取得了很好的治疗效果[7]。

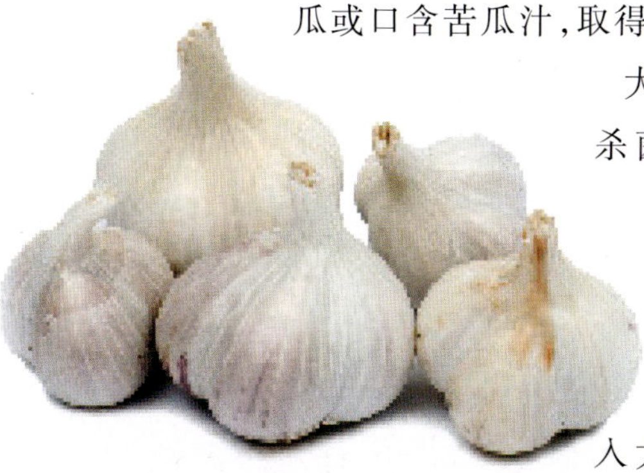

大蒜：大蒜中含有植物杀菌素，除对细菌、真菌有灭杀作用外，对多种病毒、立克次体也有灭杀作用。据研究，将艾滋病病毒放入大蒜叶中 5 分钟便全

部死亡[7]。

大豆及豆制品：

(1)黄豆中含有丰富的硒，硒这种微量元素能提高人体的抗病能力。

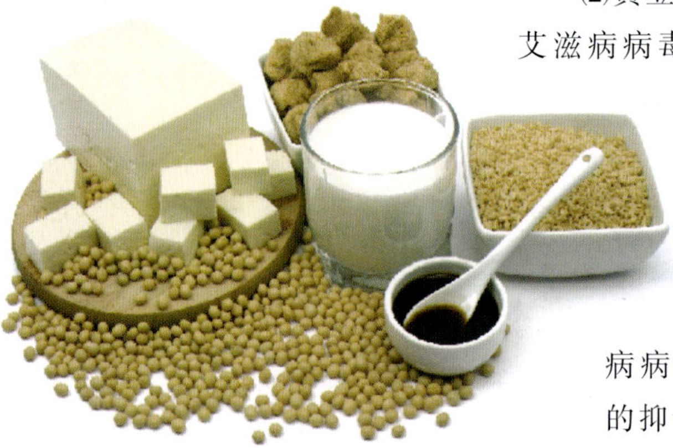

(2)黄豆中的大豆皂苷，对艾滋病病毒有抑制作用，病毒即使进入体内，也难生长繁殖。

(3)黄豆皂苷对人类艾滋病病毒的感染有一定的抑制作用，同时还表现出对被病毒感染的细胞有很强的保护作用。

(4)大豆、蚕豆、花豆、红豆、豇豆胰蛋白酶抑制剂，有不同程度抑制艾滋病病毒作用[8]。

鹅血：鹅血中含有大量的免疫球蛋白，能够增强人体的免疫功能，升高血液中的白细胞，促进淋巴细胞的吞噬功能，对艾滋病病毒有较强的抵抗作用[7]。

香菇：在日本的研究表明，香菇能增强机体的免疫功能，有一定的抗艾滋病病毒的功能[7]。

百合：有研究发现，从干燥的百合瓣分离到一种强烈的抗真菌和促有丝分裂活性的蛋白，对艾滋病病毒逆转录酶有较强的抑制作用[8]。

芦笋、西瓜：芦笋和西瓜中除了含有丰富的维生素外，还含有丰富的谷胱甘肽。有关研究表明，谷胱甘肽能抑制 HIV

的生长，抑制率可高达90%，而在HIV感染者的体内，谷胱甘肽的含量相对较低，表明人体内谷胱甘肽可能有助于抑制病毒的复制。其他食物，如新鲜的葡萄、橘子、草莓、桃子、南瓜等也含有较多的谷胱甘肽[7]。

石榴：最近美国研究人员发现，石榴汁有出色的抗艾滋病毒作用。美国学者曾对十几种常见水果果汁的抗HIV作用进行了对比试验。这些水果包括苹果、黑莓、蓝莓、椰子、越橘、接骨木果、葡萄、葡萄柚、柠檬、酸橙、菠萝、石榴等市场常见果品。美国研究人员将这些果汁一律稀释2~4倍，然后研究它们对于HIV-1和CXCR4受体相结合的抑制作用，因为HIV病毒主要通过上述受体侵害人体免疫细胞。结果除蓝莓、越橘、葡萄和酸橙对HIV-1略有抑制作用外，石榴汁却显示出强大抑制HIV-1与人体$CD4^{+}T$细胞受体结合的作用[8]。

柑橘皮：柑橘等一些酸果的表皮含较多的生物类黄酮(即维生素p)，欧洲的微生物学实验室研究表示，该化合物能够有效地抵抗HIV-1病毒、人类的流感A病毒（包括禽流感）、SARS病毒和鼻病毒，具有抗氧化和抗炎症的特性[8]。

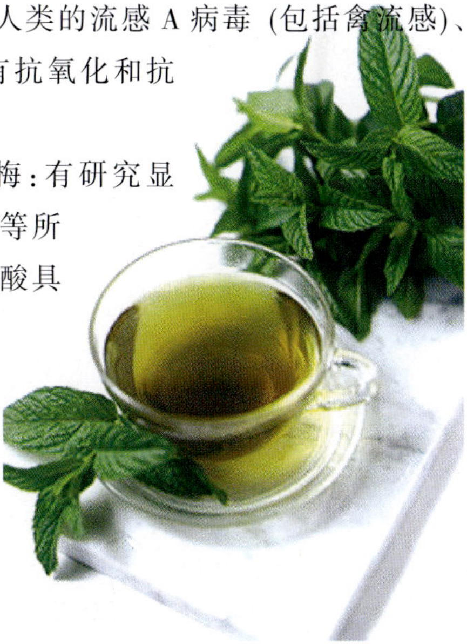

山楂、木瓜、乌梅、杨梅：有研究显示，木瓜、山楂、乌梅、杨梅等所含熊果酸、齐敦果酸、山楂酸具有抗艾滋病毒活性作用[8]。

绿茶：日本东京大学的科研人员在实验中发现，绿茶等茶叶所含的多酚类化合物EGCG与人体$CD4^{+}T$细胞受体分子吸附结合快速地“封堵”

通道，阻止艾滋病病毒进入细胞内，有助于减少感染艾滋病病毒的危险、和减缓艾滋病病毒的扩散[8]。

1.4 饮食卫生与安全

健康人吃下含有大量病原菌的不洁食物后，即会发生腹泻等食源性疾病，HIV 感染者和艾滋病病人由于抵抗力降低，更容易出现腹泻、恶心、呕吐等，会使进食困难，导致体重下降。所以，在购买、准备、制作和储存食物时应注意食品安全，如购买食品注意保质期；购买的熟食，食用前最好蒸煮加工；食物变质或在冰箱贮存时间过长，

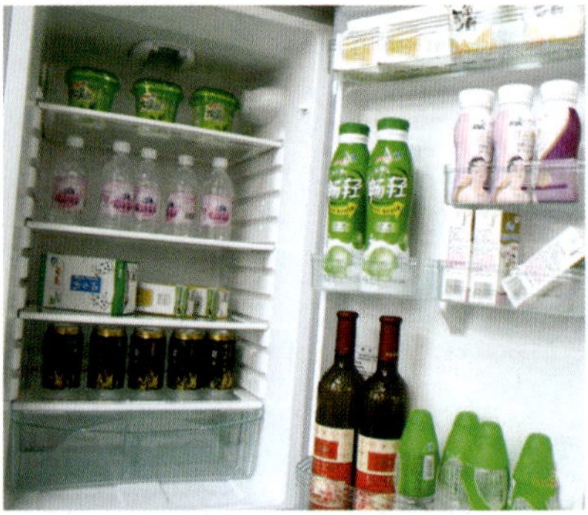

坚决丢弃；不食用半熟肉蛋食品；水果蔬菜清洗干净，食用时削皮或水焯、炒制，避免蔬菜生吃和饮用生水；饭前便后洗手，即使外出吃饭也要特别注意饮食卫生。

2、辨证饮食

在中国古代，人们在生活实践中发现，许多天然动、植物既可以充饥食用又具有某些治疗疾病的功效，从而有了“药食同源”、“药食同性”的认识。早在中医典籍《黄帝内经》创立了食物五味与五脏相关的理论。在《素问·脏气法时论》篇指出：“毒药攻邪，五谷为养，五果为助，五畜为益，五菜为充，气味合而服之，以补精益气。”强调药食配合，以利于疾病康复。

中医对食物性能的认识，与中药药性理论相同，也即“药食同性”。中医药性理论，包括了四气五味、升降浮沉、归经、毒性、配伍、宜忌等内容。四气，指药食寒、热、温、凉四种不同

特性，通常分为寒凉与温热两大类，而介于两类之间、无明显寒热性偏倚者为平性。寒凉性质食物适于温热病证或体质的人，如苦瓜、丝瓜、西瓜、香蕉等；温热性质食物适于阴寒病证或体质的人，如姜、花椒、胡椒、羊肉、鹿肉等；平性食物，如山药、薏苡仁、扁豆等，多和缓补养。五味，指药食的辛、甘、酸、苦、咸五种气味，无明显气味者称作淡味。其中辛味可发散、行气、行血，如葱、姜、蒜、辣椒、韭菜、萝卜、香味调料等；甘味能补益、调和、缓解挛急，如鱼肉、鸡肉、山药、大枣、饴糖、蜂蜜等；淡味能渗湿、利水，如薏苡仁、冬瓜等；酸味可收敛、固涩、生津，如乌梅、石榴等；苦味能泻火、泄热、燥湿，如苦瓜、野菜、橘皮等；咸味具软坚散结、补肾通便等作用，如海带、海蜇、甲鱼等。

中医饮食调养，是指疾病过程中，在进行合理能量供给与营养均衡基础上，根据患者即时的疾病与体质状态进行中医辨证，运用食物性味归经也就是食物药性功效，实现辅助治疗疾病，这种方法与过程就是中医辨证饮食或辨证施膳。这样，在确立辨证与治法前提下，根据配伍宜忌原则，选择食物原料，进行合理搭配，是中医辨证饮食的重要内容。

第一类：谷类及薯类

小麦：味甘，性微寒，有养心益肾、除烦安神功效，常用于清凉滋阴食谱中，与甘草、大枣、百合、生地等配用，有助缓解心烦焦虑、悲伤欲哭、失眠多梦等。浮小麦，为未成熟的嫩麦，放置水中浮于水面，有益气止汗功效，用于体虚自汗盗汗。

小米：性质平和，有健脾开胃、益肾补虚功效，为谷物养胃佳品，用于纳少反胃、脾虚久泻。陈小米性质苦寒，适于热痢腹泻。

大米：味甘，性平，白米入脾胃肺经，黑米入脾胃肾经，具有健脾益气、和胃除烦、止泻等功效，可用于脾虚纳少、腹泻痢疾，常与党参、山药、莲子、金银花等配用。

马铃薯：味甘，性平，具有和胃、解毒、消肿等功效，有助改善胃痛、湿疹、烫伤、痈肿、痄腮等。

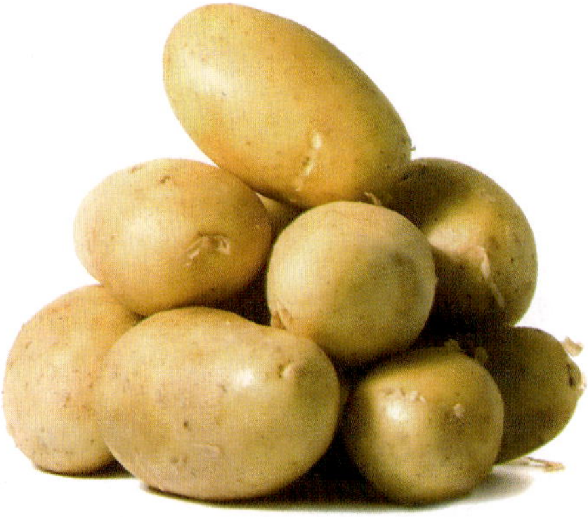

红薯：味甘，性平，具有健脾益气、宽肠通便、清热解毒等功效，适于便秘、疮疡、湿疹等。胃酸过多者不宜食用。

山药：味甘，性平，有健脾补肺、固肾益精功效，可用于脾虚泄泻、久痢、虚劳咳喘、消渴（如糖尿病）、遗精、带下、小便频数等，常与白术、茯苓、党参、黄芪、地黄、麦冬等配用。

莲子：味甘、涩，性平，有补中益气、益肾固精功效，治疗虚泄久痢、带下白浊、虚损体弱等，常与党参、白术、山药、茯苓、薏苡仁等配用。

薏苡仁：味甘、淡，性微寒，有健脾渗湿、止泻舒筋、清热排脓功效，清热渗湿宜生用，健脾止泻宜炒用，可治疗湿热腹泻、带下、小便淋漓、肢体疼痛麻木或拘挛、水肿、咯吐黄痰、肺痈肠痈、扁平疣、肿瘤等。

第二类：动物性食物

猪肉：味甘、咸，性微寒，具有补肾滋阴、益气养血等功效，适于消瘦、燥咳、便秘等，常与黄芪、大枣、黄精、玉竹等配用。猪肚，甘、温，具补虚损、健脾胃功效，适于脾虚食少。猪肝，甘、苦、温，具有补肝、养血、明目功效，适于贫血、目疾。猪蹄，甘、咸、平，具有补气血、润肌肤、通乳汁、托疮毒等功效。

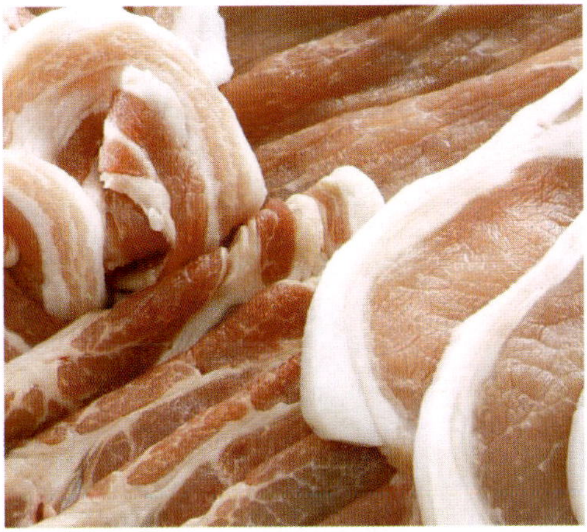

牛肉：黄牛肉甘温，水牛肉甘凉，都具有补脾胃、益气血、强筋骨功效。

羊肉：味甘，性热，具有健脾温中、补肾壮阳、益气养血等功效。适于脾肾虚寒、纳少反胃、虚劳寒冷、腰酸阳痿等，常与当归、黄芪、生姜配用。羊肝，苦、寒，可治疗肝风虚热、目赤昏暗。

驴肉：味甘、酸，性平，有益气补血功效。阿胶：即驴皮胶，味甘，性平，具有补肾滋阴、养血止血功效，适于虚劳久咳、各种出血等，常与百合、枸杞子、山药等配用。

鸡肉：味甘，性微温，具有补虚温中、补精安胎功效，可用于虚弱消瘦、妇女月经过多、或淋漓不止、产前安胎、产后乳少等，常与当归、黄芪、黑豆、陈皮、生姜配用。乌骨鸡，甘、平，具有补肝益肾、补气养血、退虚热等功效，适于虚劳消瘦、遗精滑精、妇女带下、月经崩漏等。鸡内金，甘、平，有消导肉食酒积、收敛小便等功效，治疗积滞纳呆、尿频遗尿。

鸭肉：味甘、凉，性微寒，具有补虚除热、利水消肿功效，适于虚劳发热、咳嗽水肿，常与当归、糯米、海带等配用。

鹅肉：味甘，性平，有补虚除热止渴功效，适用于消瘦、食少、虚热、口渴，常与山药、沙参、玉竹等配用。

鹌鹑肉：味甘，性平，有补益除湿、消食止痢功效，用于体虚疳积、腹泻痢疾、咳嗽、风湿关节痛等，常与山药、白术、苍术、赤小豆等配用。

兔肉：味甘，性寒，具有健脾补血、凉血解毒功效，适于气阴两虚、气血不足、内有虚热，纳少反胃、消瘦乏力、肌肤干燥、便秘、丹毒等。

鲫鱼：味甘，性平，具有健脾益气、利水消肿、通血脉功效，可用于虚弱纳少、水肿、产后乳汁不通，常与川椒、陈皮、砂仁、生姜等配用。

鲤鱼：味甘，性平，具有利水消肿、下气通乳功效，可用于水肿胀满、黄疸、咳嗽气喘、乳汁不通，常与白术、茯苓、赤小

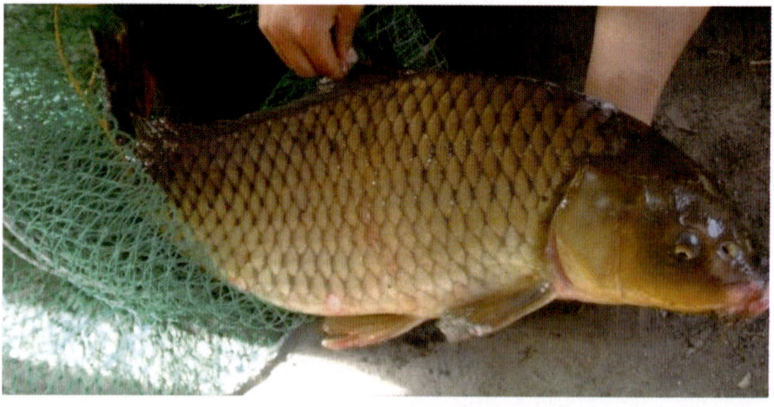

豆、芍药、当归等配用。

桂鱼：味甘，性平，具有健脾益胃、补益气血等功效，适于虚劳消瘦、纳少乏力，常与黄芪、党参、山药、当归等配用。

泥鳅：味甘，性平，具有补中益气、利水解毒功效，可用于水肿尿少、脾虚泻痢、病毒性肝炎等，常与豆腐、胡椒等配用。

鳝鱼：味甘，性温，具有益气血、补肝肾、强筋骨、祛风湿功效，主治虚劳阳痿、腰膝酸痛、风湿痹痛，常与黄芪、红糖、猪肉等配用。

带鱼：味甘，性平，具有补虚、解毒、止血功效，适于病后体虚、产后乳汁不足、外伤出血。

黄花鱼：味甘，性平，能健脾益气、开胃消食，适于脾胃虚弱、食少腹泻、肢体水肿等。

虾：味甘，性温，有补肾壮阳、托疮毒功效，适于阳痿、疮疡久不收口。

海参：味甘、咸，性平，具有补肾益精、养血润燥功效，治疗虚弱消瘦、腰酸尿频、阳痿遗精、肠燥便秘等，常与阿胶、当归、枸杞子、木耳等配用。

龟：味甘、咸，性平，具有滋阴补血功效，治疗虚劳发热、久嗽咯血、头晕健忘、腰酸膝软、尿频等，常与山药、枸杞子、地骨皮等配用。

鳖：味甘、咸，性平，具有滋阴补肾、清退虚热、软坚散结功效，治疗虚劳发热、久疟疟母、肿块等，常与山药、枸杞子、龟版、地骨皮等配用。

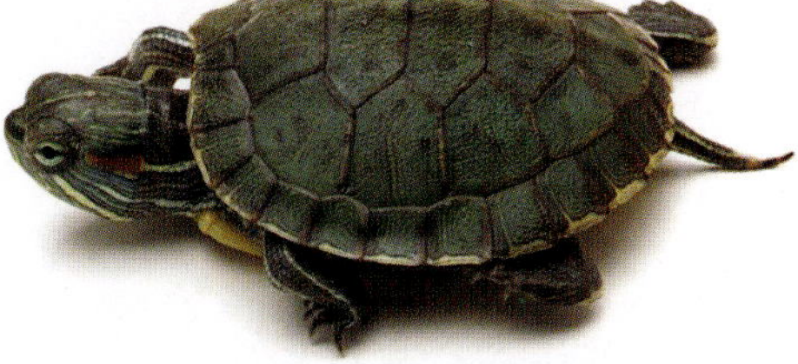

鸡蛋：味甘，性平，具有滋阴润燥、养血安胎功效，适于

虚弱消瘦、胎动不安、热病烦闷、燥咳声哑、目赤咽痛、烫伤等，常与阿胶、龟甲等配用。鸡蛋黄：味甘、性凉，能补肾滋阴、养血安神，可用于贫血、心烦失眠。

鸭蛋：味甘，性凉，具有滋阴平肝、清肺止咳等功效。可用于咽痛、牙痛、咳嗽等，常与银耳、冰糖等配用。

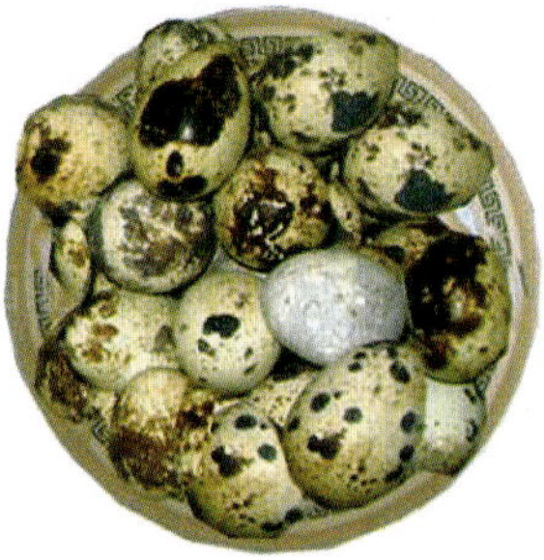

鹌鹑蛋：味甘，性平，具有补中益气、安神健脑功效，适于肺痨、食少虚弱、失眠健忘，常与银耳、白及、桂圆等配用。

牛奶：味甘，微寒，具有补益虚损、生津润燥功效，适于虚弱劳损、反胃噎嗝、便秘等。常与山药、黑芝麻、大米等配用。

第三类：豆类

黑豆：味甘，性平，有益肾行水、活血解毒功效，用于水肿黄疸、肢痛筋挛、痈肿疮毒等，常与薏苡仁、红小豆、绿豆等配用。黄豆尚有补脾益气、宽中下气功效。

红小豆：又名赤小豆，味甘、酸，性微寒，有利水消肿退黄、清热解毒排脓功效，用于水肿、尿赤、黄疸、肠痈、疮疡痈肿、皮肤癣疹、关节热痛等，常与当归、白茅根等配用。

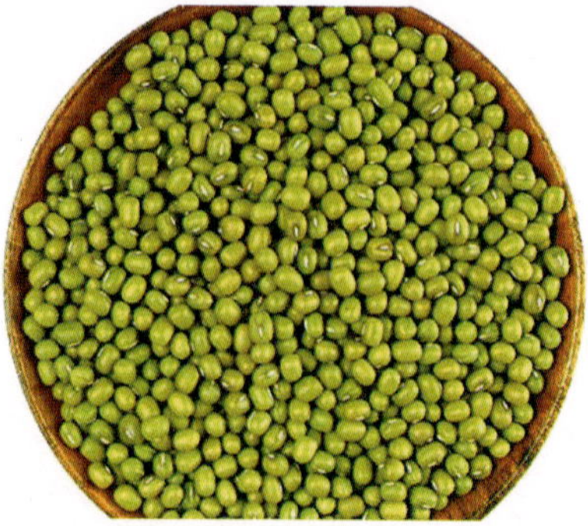

绿豆：味甘，性寒，具有清热消暑、利水解毒功效，治疗暑热烦渴、发热吐泻、水肿尿少、疔毒痘疮、药物及食物中毒等，常与薏苡仁、红小

豆、甘草等配用。

豌豆：味甘，性平，具有健脾利湿、和中下气、通乳解毒功效，适于吐泻腹胀、水肿疮痈、水肿等，常与香薷等配用。

白扁豆：味甘、淡，性平，具有健脾化湿、消暑解毒等功效，健脾止泻宜炒用，消暑解毒等宜生用，治疗脾虚湿盛、纳少腹泻、白带过多、暑湿吐泻、食物中毒等，常与党参、白术、山药、茯苓、薏苡仁、金银花、青蒿、薄荷等配用。

第四类：蔬菜水果类

叶菜类

白菜：味甘，性平，有消食下气、清肺化痰功效，可用于通利二便、肺热咳痰等。

菠菜：味甘、辛，性凉，有滋阴平肝、补血止血功效，适用于头痛目眩、风火赤眼、便秘、糖尿病、贫血、出血倾向等。菠菜不宜与豆腐配用。

油菜：味辛，性凉，有活血化瘀、解毒消肿、宽肠通便功效，适用于口角炎、口腔溃疡、疮疖肿痛、便秘、预防肿瘤和缺钙等。

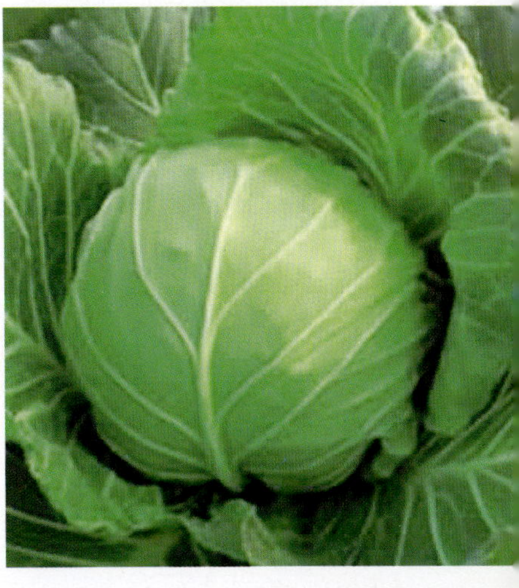

卷心菜：味甘，性平，有补髓强壮、通利五脏、清热止痛等功效，可用于贫血、便秘、胃痛、预防肿瘤等。

芹菜：味甘，性凉，有清热平肝、利水解毒功效，适于头晕头胀、便秘水肿、疮疡肿毒，预防高血压、动脉硬化等。

蒿菜：味辛、甘，性凉，有养心

安神、润肺消痰、开胃通便功效，适用于心烦健忘、咳嗽痰多、二便不畅等。

韭菜：味甘、辛，性温，有温中行气散瘀功效。韭菜难以消化，不宜多吃。

香菜：味辛，性温，具有发表透疹、消食开胃等功效，可治疗风寒感冒、疹出不畅、食积腹痛等。

根茎类

白萝卜：味辛，性微寒，具有消食下气、化痰止咳、利尿解毒等功效，用于食积腹胀、痰热咳嗽、便秘淋浊等。

胡萝卜：味甘、辛，性平，具有健胃消食、化痰明目等功效，可治疗消化不良、咳嗽、夜盲症等。

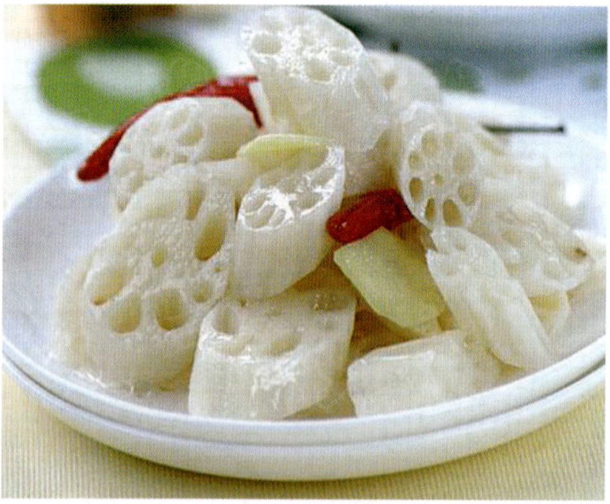

莴笋：味苦，性凉，具有清热、利尿、通乳功效，可用于小便不利、尿血痔血、乳汁不通等。

莲藕：味甘，性寒，生食具有清热润肺、凉血行瘀功效，可治热病烦渴、吐血便血、热淋等；熟用健脾开胃，止泻固精，常与梨、荸荠、山药等配用。

百合：味甘、微苦，微寒，具有养阴润肺、清心安神功效，可用于阴虚咳嗽、胃痛、心烦焦虑、失眠多梦等。

洋葱：味辛，性温，具有温中消食、降血脂功效，用于食滞腹胀、高脂血症等。

葱白：味辛，性温，具有发表通阳功效，可治疗风寒感冒、寒性腹痛等。

蒜：味辛，性温，具有散寒化湿、杀虫解毒、防癌的功效，可防治感冒、胃肠炎、真菌与原虫感染、肿瘤等。

姜：味辛，性温，生姜能解表散寒、温中止呕、化痰止咳，用于风寒感冒、胃寒呕吐、寒痰咳嗽；生姜皮可治皮肤水肿；干姜具有温中散寒、回阳通脉、温化痰饮的功效，用于腹部冷痛、呕吐泄泻、肢冷脉微、痰饮咳喘。

茄果类

冬瓜：味甘、淡，性微寒，具有利尿化痰、清暑生津、清热解毒功效，适用于水肿胀满、小便淋漓热痛、暑热烦渴、痰热咳嗽、痈疮肿毒。冬瓜皮长于利尿消肿；冬瓜子长于化痰排脓，用于肺痈肠痈。

苦瓜：味苦，性寒，有清暑除热、明目解毒功效，用于暑热烦渴、热病多饮、目赤肿痛、湿热泻痢、痈肿疮毒，辅助降血脂、降血糖。

丝瓜：味甘，性凉，有清热化痰、凉血解毒、通脉下乳功效，适于热病烦渴、咳嗽痰喘、热毒疮肿、乳汁不通等。

黄瓜：味甘，性凉，具有清热止渴、利水解毒，用于烦渴多饮、咽喉肿痛、水火烫伤等。

南瓜：味甘，性温，具有益气生津、解毒杀虫功效，用于消渴多饮、肺痈，辅助降血糖。南瓜子长于杀虫，用于寄生虫病。

茄子：味甘，性凉，具有清热解暑、凉血解毒功效，适于夏季皮肤出痱子、疮痈肿毒、便干痔疮等。

西红柿：又名番茄，味甘、酸，微寒，有清热解毒、生津止渴、养阴凉血、健胃消食等功效，用于治疗食欲不振、牙龈出血、口疮、口干口苦、大便干燥等。

青椒：味辛，性温，具有温中健胃、散寒燥湿、下气消食、发汗解表等功效，可用于胃寒冷痛、寒湿身痛、风寒感冒等。

海产及山珍类

海带：味咸，性寒，具有软坚散结、消痰利水、祛脂降压等功效，适用于甲状腺肿大、淋巴结肿大、肿块、水肿、高脂血症、高血压症、冠心病等。

紫菜：味甘、咸，性寒，具有化痰软坚、养血活血、清心安神等功效，适用于肿块、贫血、心烦失眠、高脂血症、动脉硬化等。

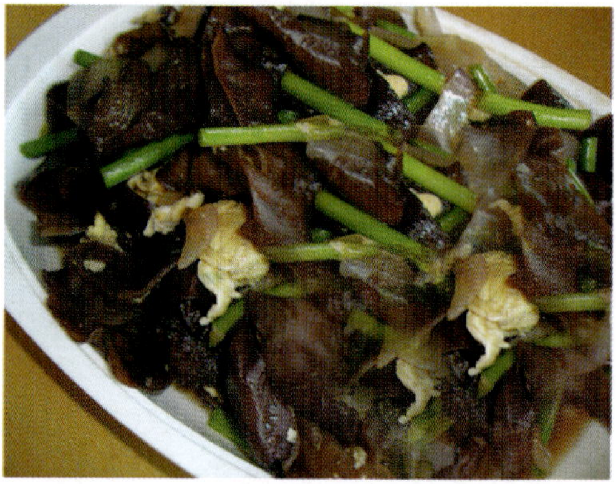

黑木耳：味甘，性平，具有补气强志、止血抗癌等功效，适用于体虚衰老、肺虚久咳、咯血、痔疮出血、妇女月经过多、动脉硬化、肿瘤辅助治疗等。

银耳：味甘、淡，性平，具有滋阴生津、润肺养胃等功效，适于虚劳咳嗽、痰中带血、口舌干燥、气短乏力等。

香菇：味甘，性平，具有扶正补虚、健脾开胃、祛风透疹、解毒抗癌等功效，用于体虚纳呆、贫血、疹出不畅、小便失禁、肿瘤辅助治疗等。

黄花菜：味甘、微苦，性平，有养血平肝、止血除烦、利尿解毒等功效，主治眩晕耳鸣、心悸烦闷、小便赤涩、水肿、痔疮便血等。

鲜果类

苹果：味甘、酸，性平，具有补心益气、生津止咳、健脾开胃的功效，可用于慢性腹泻、便秘、纳少、贫血、动脉硬化、肿瘤辅助治疗等。

香蕉：味甘，性寒，可清热解毒、润肺滑肠效，适于肺热燥咳、大便干结、痔疮出血等。胃胀腹泻者不宜食用。

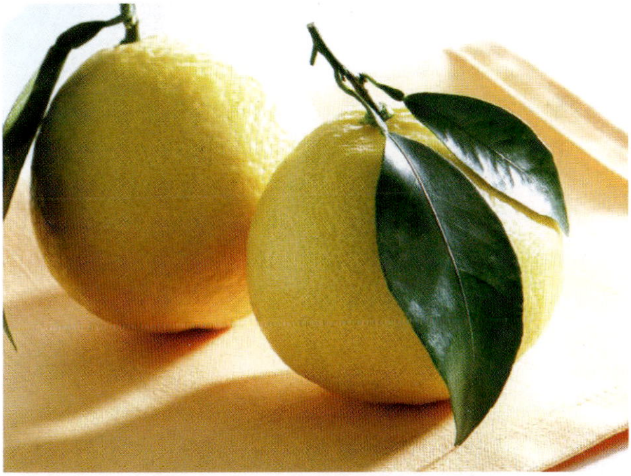

梨：味甘、酸，性凉，具有清热生津、润肺化痰等功效，适于热病伤津、口干口渴、燥咳声嘶、肠燥便秘等。脾虚腹泻者不宜食用。

橘子：味甘、酸，性平，具有健脾开胃、化痰止咳、润肺止渴功效，用于食欲不振、胃部胀满、咳嗽咯痰等。

橙子：味甘、酸，性凉，功效与橘子相近，性质凉润不易上火。

柚子：味甘、酸，性寒，具有消食化痰、醒酒功效。用于咳嗽痰多、消化不良、醉酒等。

西瓜：味甘、淡，性寒，具有清暑解渴、利尿除烦功效。用于外感暑热或温病热盛等。

木瓜：味酸，性温，具有平肝舒筋化湿、消食开胃生津功效，治疗湿痹肢体拘挛、关节疼痛、食欲不振、消化不良等。

山楂：味甘、酸，性平，具有消食开胃、活血化瘀等功效，适于肉食积滞、泻痢腹痛、瘀血闭经、高脂血症等。

草莓：味甘、酸，性凉，具有清凉止渴、健胃消食等功效。

菠萝：味甘、微酸，性平，有补益脾胃、生津止渴、润肠通便、利尿消肿功效，可用于中暑烦渴、大便秘结、水肿等症，并对预防血管硬化及冠状动脉性心脏病有一定作用。

葡萄：味甘、涩，性平，具有补气血、强筋骨、利小便功效，适于体虚气弱、肺虚咳嗽、风湿关节疼痛、小便不利、水肿等。

猕猴桃：味甘、酸，性寒，有清热止渴、健胃通淋的功效。可以治疗烦热口渴、消化不良、尿路结石等，并有抗衰老、抑制肿瘤辅助作用。

桑椹：味甘、酸，性寒，具有滋阴养血、补肝益肾、生津润肠功效，治疗精血亏损所致的白发脱发、头晕眼花、耳鸣失聪、健忘腰酸、口渴便秘等。

桃：味甘、酸，性温，具有生津润肠、补血活血等功效，适于肠燥便秘、瘀血肿块等。

荔枝：味甘、酸，性微温，具有养血生津、温中健脾、行气消肿等功效，适于病后体虚、食少呃逆、寒性腹泻、结节肿痛等。

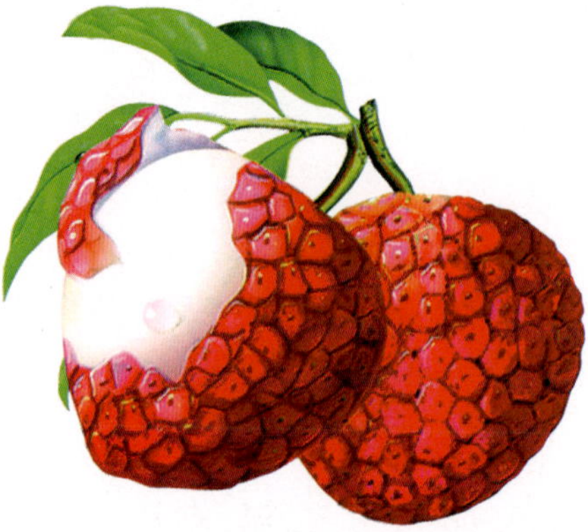

桂圆：味甘，性温，具有补益心脾、养血安神功效，用于气血不足、心悸、失眠、健忘、面色萎黄等。

干果类

大枣：味甘，性平，具有补中益气、养血安神、调和药性等功效，适于体弱乏力、心烦眠差、减少药物不良反应等。

核桃：味甘、涩，性温，具有补肾益精、温肺定喘、润肠通便等功效，治疗久病咳喘、腰酸尿频、阳痿遗精、失眠健忘、肾虚便秘等。

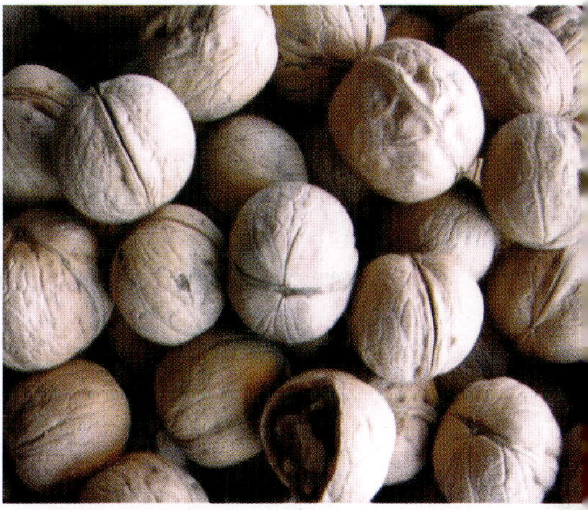

黑芝麻：味甘，性平，具有补益肝肾、养血益精、润肠通便等功效，治疗肝肾不足、头晕眼花、白发脱发、腰酸腿软、肠燥便秘等。

花生：味甘，性平，具有健脾养胃、润肺化痰功效，可用于反胃吞酸、肺燥咳嗽、大便燥结等，宜水煮食用。

橄榄：味甘、酸、涩，性平，有清热生津、利咽化痰、消食醒酒等功效，用于咽痛咳嗽、鱼骨鲠咽、消化不良、醉酒等。

乌梅：味酸，性温，具有生津止渴、敛肺止咳、开胃安蛔、涩肠止泻等功效，主治久咳不止、久泻下痢、肠道及胆道蛔虫症；外用对恶疮溃疡、牛皮癣、鸡眼、疣赘、筋骨疼痛等有一定疗效。

第五类：饮品

绿茶：味苦、甘，性凉，有清热生津、解毒利尿、清心提神、解烟醒酒等功效。

红茶：味苦，性温，有养胃消食、利尿提神等功效。

普洱茶：味苦、涩，性温，有消食通便、解毒醒酒、驱风化痰等功效。

菊花茶：味甘、苦，微寒，有散风清热、平肝明目功效，用于风热感冒、或肝经风火、头痛眩晕、眼红昏花等。

银花茶：味甘，性凉，有清热解毒、疏散风热功效，用于风热感冒、发热咽痛、疮疖肿毒、丹毒、痢疾等。

玫瑰花茶：味甘、微苦，性温，有理气解郁、和血散瘀，用于情绪抑郁、胃痛堵闷、女性乳胀、月经不调等。

白酒：味甘、苦、辛，性温，有毒，有温阳驱寒、活血通脉、助行药势功效，多用于浸泡药酒，治疗寒性关节疼痛等。阴虚、湿热、出血倾向的人禁服。

果酒：味甘、酸，性平，有滋补、养颜、强身的功效，适量饮用有助预防冠状动脉疾病。

啤酒：味苦，性凉，有开胃利尿、清心除烦功效。脾胃虚寒腹泻、高尿酸血症的人不宜饮用。

蜂蜜：味甘，性平，具有补虚强壮、缓急止痛、润肺止咳、润肠通便、解毒等功效，用于脘腹虚痛、燥咳便秘、溃疡不敛、水火烫伤等。糖尿病、肥胖、腹泻者不宜服用。

2.2 艾滋病常用中医治法的饮食调配

补益法

补益法，是针对脏腑功能低下、气血阴阳虚损、或体质虚弱的常用中医治法，包括补气、补血、气血双补、补阴、补阳、阴阳双补，以及针对脏腑虚损的补脾、补肾、补肺、补心、补肝等。

补气法的饮食调配

选用味甘、性平或温，具有健脾补肾、荣养五脏、培补元气功能的五类食物为主，佐以行滞祛湿配料，组制套餐，适用于精神倦怠、面色黄白、气短乏力、食欲不振、舌淡、脉弱等为主要表现的气虚证。

食物选料

谷物薯类主食：选用小麦、大米、小米、黑米、马铃薯、山药、莲子、薏米、白扁豆、黄豆、黑大豆、花生等，制作粥、饭、各种主食。

动物及植物高蛋白食物：牛肉、鸡肉、猪肉、草鱼、鲢鱼、鲫鱼、黄花鱼、鸡蛋、鹌鹑蛋、牛奶、黄豆、黑大豆、花生等。

蔬菜水果类：蔬菜类，如菜花、卷心菜、白菜、胡萝卜、番茄、油菜、洋葱、青椒、香菇、木耳、马铃薯、山药、莲藕等；水果、干果类，如苹果、柑橘、桃、木瓜、荔枝、桂圆、山楂、大枣、核桃、栗子等。

调味品：蜂蜜、料酒、葱、姜、大蒜、花椒、八角、草豆蔻、橘皮、胡椒、辣椒等。

药膳指导

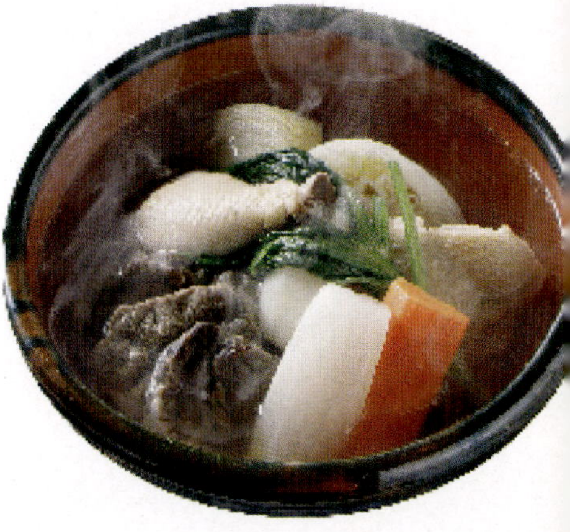

(1)黄芪粥（《圣济总录》）：黄芪 30g、粳米（大米）100g。将黄芪水煎 40 分钟后去渣取汁，代水加入大米煮制成粥。每日 1 剂，分 2 次食用。该方具有健脾补肺、升阳举陷、益气固表功效，适于头晕、乏力、自汗、易于感冒、疮疡久溃不敛等。湿热脘闷腹胀者,不宜服用。

(2)山药粥(《神巧万全方》薯蓣拔粥):山药各150g,白面粉80g,葱、姜、红糖各适量。将山药、面粉,加水煮粥,将熟时加入葱、姜、红糖,稍煮沸即可。该方具有健脾和胃、益气补肾功效,适于脾胃虚弱、慢性腹泻等。

(3)阳春白雪糕(《寿世保元》):白茯苓、芡实、莲子肉、山药各120g,陈仓米、糯米各500g,白砂糖100g。将白茯苓、芡实、莲子肉、山药共为细末,与陈仓米、糯米拌和,装入纱布带,上屉蒸熟取出,假如白糖搅匀,用模具压制成饼,阴干收贮,随时食用,每次2~3块。该方具有健脾止泻、补肾固精功效,适于纳少便溏、小便失禁、白带过多、遗精滑泄等。

(4)黄芪蒸鸡(《随圆食单》):嫩母鸡1只,黄芪30g,绍酒15g,食盐1.5g,葱、姜各10g、胡椒粉2g,清汤500g。将鸡去内脏,把黄芪塞入鸡腹内,将鸡放入砂锅内,加入绍酒、食盐、葱、姜、清汤,上笼旺火蒸2小时,至鸡肉熟烂,出笼,去黄芪,撒胡椒粉。1天分次空腹食用。该方具有健脾补肺、升阳举陷、益气固表功效。

(5)保元汤(验方):鲫鱼1条,瘦牛肉250克,猪蹄1个,山楂、红枣各适量。以上放入砂锅中,加水两升,不用放盐及其他调味料,小火煮2个小时即成。煮好后去浮沫和表面的油,喝汤吃肉,1天分次空腹食用。该方具有健脾补肾、滋阴养血、利湿活血功效,适于腰酸乏力、咳喘浮肿、面黄食少等。

补血法的饮食调配

选用味甘、性平或温,具有益气养血、补益肝肾、滋补精血功能的五类食物为主,组制套餐,适用于头晕乏力、心慌失眠、肢体麻木、面色萎黄、唇舌色淡、脉细弱等为主要表现的血虚证。

食物选料

谷物薯类主食：选用小麦、大米、小米、黑米、马铃薯、山药、莲子、黄豆、黑大豆、黑芝麻、花生等，制作粥、饭、各种主食。

动物及植物高蛋白食物：牛肉、鸡肉、猪肉、猪肝、兔肉、草鱼、鲢鱼、鲫鱼、黄花鱼、海参、胎盘、鸡蛋、鹌鹑蛋、牛奶、黄豆、黑大豆、黑芝麻、花生等。

蔬菜水果类：蔬菜类，如胡萝卜、番茄、菠菜、油菜、菜花、卷心菜、白菜青椒、洋葱、蘑菇、香菇、木耳、马铃薯、山药、莲藕、百合等；水果、干果类，如苹果、桃、木瓜、荔枝、桂圆、山楂、大枣、葡萄、桑椹、核桃等。

调味品：蜂蜜、果酒、料酒、葱、姜、大蒜、花椒等。

药膳指导

(1)黑芝麻什锦粥（验方）：黑芝麻（研末）、葡萄干、枸杞子各20g，莲子15g，大枣（掰开）7枚，黑米150g。加水煮粥，1天分次食用。该方具有养肝补血、健脾补肾功效，适用于头昏眼花、面黄唇淡、皮肤干燥等。

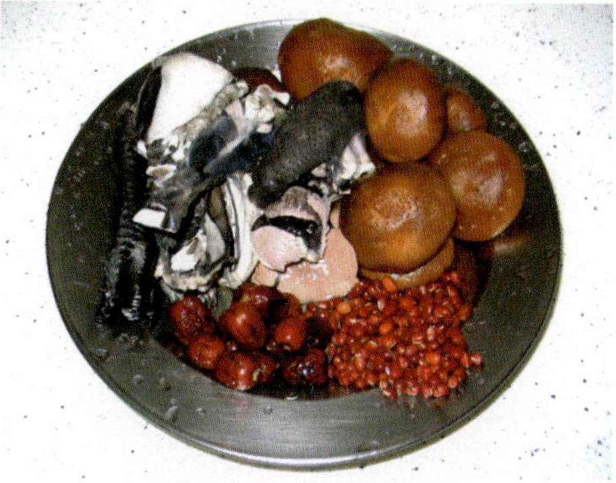

(2)红枣乌鸡（验方）：乌鸡1只、淮山药30g、杞子10g、红枣（掰开）6枚、陈皮10g、生姜2片、调料适量。乌鸡切成大块，将全部材料放入陶瓷锅内，加水炖煮

约3小时，调味即成，佐餐食用。该方具有补益气血、滋补肝肾功效，适用于头晕眼花、疲乏无力、面黄唇淡等。

(3)菠菜空心菜猪肝汤(《中医饮食疗法》)：菠菜、空心菜各30g，猪肝100g，葱白、姜、熟猪油、食盐、豆粉、清汤各适量。菠菜、空心菜过沸水去涩味、切段，猪肝切片，将清汤(肉汤、鸡汤均可)煮沸，加入葱、姜、猪油等，煮沸数分钟，再放入猪肝、菠菜、空心菜，煮熟即可食用，每日1～2次。该方具有补血养肝、润肠通便功效，适用于贫血症、各种眼疾属于血虚肠燥者。

(4)猪心枣仁汤(《四川中药志》)：猪心1具，茯神、炒枣仁(打碎)各15g，远志6g，放入砂锅内，加水适量，先武火煮沸，去浮沫，改文火炖至猪心熟透，加食盐适量，即可食用。该方具有养心补肝、养血安神功效，适用于失眠多梦、心慌头晕、面黄无华等。

气血双补的饮食调配

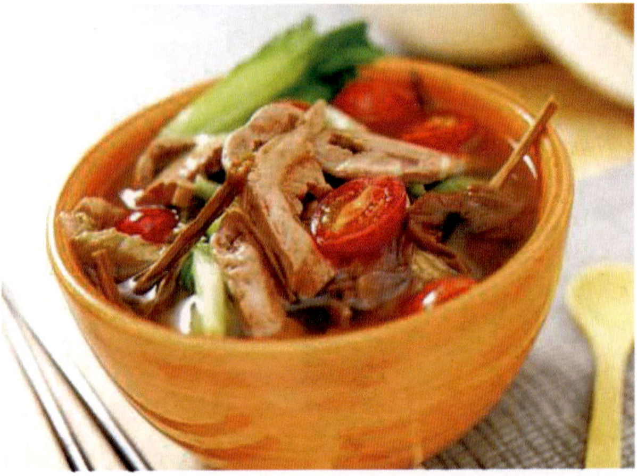

选用味甘、性平或温，具有健脾益气、养血补肝、补肾益精功能的五类食物为主，组制套餐，适用于同时具有气虚证和血虚证的情况。

食物选料

参考补气法与补血法内容。

药膳指导

(1)归芪汤(《中国药膳大辞典》)：黄芪 50g，当归、枸杞子各 15g，猪瘦肉 200g。加水 500ml，文火炖至猪肉熟烂，加适量盐调味，即可食用。该方具有大补气血功效。实热证不宜食用。

(2)归参炖母鸡(《乾坤生意》)：当归、党参各 15g，母鸡 1 只，葱、姜、绍酒、食盐各适量。将当归、党参、葱、姜、黄酒、食盐放入鸡腹内，放入砂锅，加水适量，炖鸡肉熟烂即可食用。该方具有养血益气、健脾补虚功效。实热证不宜食用。

(3)天真丸(《万病回春》)：肉苁蓉、山药、天冬各 100g，当归 120g，人参 30g，黄芪、白术各 50g，羊肉 1200g，糯米 70g，无灰酒 10 壶(代以黄酒 5 ~ 10 瓶)。将肉苁蓉、山药、天冬、当归研细末，放入羊肉内，用线扎牢，放入砂锅内，加酒炖煮，令肉烂如泥取出；另将人参、黄芪、白术、糯米(炒熟)研细末，与煮熟羊肉搅拌均匀，制丸如梧桐子大，焙干收藏备用。每次可食用 30 ~ 40 粒，早晚各 1 次。该方具有温补脾肾、益气养血功效，适用于年老或久病体衰、消瘦乏力、头晕昏花、腰酸怕冷、纳少便干、或便软、或凌晨腹泻等主要表现的脾肾阳虚、气血亏虚证。

补阴法的饮食调配

选用味甘、性平凉润，具有滋养阴液、生津润燥功能的五类食物为主，组制套餐，适用于头晕耳鸣、眼涩昏花、腰膝酸软、心慌失眠、干咳少痰、口干便秘、少苔、脉细弱等为主要表现的五脏阴虚证。

食物选料

谷物薯类主食：选用大米、黑米、小米、小麦、马铃薯、山药、莲子、黄豆、黑大豆、黑芝麻、花生等，制作粥、饭、各种主食。

动物及植物高蛋白食物：猪肉及皮、猪蹄、猪脊髓、鸭肉、兔肉、甲鱼、鲤鱼、海参、胎盘、鸡蛋、牛奶、黄豆、黑大豆、黑芝麻、花生等。

蔬菜水果类：蔬菜类，如胡萝卜、番茄、菠菜、油菜、空心菜、西兰花、菜花、卷心菜、白菜、青椒、蘑菇、香菇、木耳、银耳、马铃薯、山药、莲藕、百合等；水果、干果类，如苹果、梨、桃、猕猴桃、葡萄、甘蔗、桑椹、木瓜、山楂、大枣等。

调味品：蜂蜜、果酒、料酒等。

药膳指导

(1)桑椹粥(《粥谱》)：桑椹 20～30g(鲜桑椹 30～60g)，糯米 60g，冰糖少许。加水煮至粥熟，1 天分 2 次空腹食用。该方具有补益肝肾、滋阴养血、生津润燥功效，适用于头昏眼花、腰酸腿软、口鼻皮肤干燥、大便干燥等肝肾阴虚证。

(2)灵芝银耳羹(《实用食疗方精选》)：灵芝 9g，银耳 6g，冰糖 15g。将银耳泡发，与灵芝一起放入砂锅内，加水适量，小火炖 2 小时，至银耳汤稠，捞出灵芝，加入冰糖，1 天分 3 次食用。该方具有益气养血、滋阴生津功效，适用于虚劳咳喘、心悸失眠、健忘神倦等肺肾气阴两虚证或心肾亏虚、心神失养证。

(3)二母元鱼汤(《妇人良方大全》)：元鱼(甲鱼)500g，川贝母、知母、前胡、杏仁、银柴胡各6g，食盐、黄酒各适量。将甲鱼宰杀去内脏，洗净切碎块，川贝母、知母、前胡、杏仁、银柴胡用纱布包扎，一起放入砂锅，加水、佐料，同煮至肉熟烂，食肉喝汤。该方具有滋阴补肾、润肺止咳功效，适用于干咳或咳嗽少痰、低热盗汗、腰酸腿软、眩晕耳鸣、咽干声嘶等肺肾阴虚、燥热伤肺证。

(4)玉竹沙参焖老鸭(《饮食疗法》)：玉竹50g，沙参50g，老鸭1只，葱、姜、料酒、食盐各适量，放入砂锅内，加水适量，先武火煮沸，再用文火焖煮1小时以上，使鸭肉熟烂，食鸭喝汤。该方具有滋阴润肺、养胃生津功效，适用于咳嗽少痰、心悸而烦、胃部隐痛、大便秘结、咽干口渴等心肺胃阴虚证。

(5)枸杞肉丝：猪瘦肉250g，枸杞子50g，熟青笋50g，猪油、食盐、白砂糖、味精、绍酒、麻油、干淀粉、酱油各适量，将猪瘦肉、熟青笋切丝，炒锅烧热，用油滑锅再放猪油适量，将肉丝、笋丝下锅划散，放入料酒、砂糖、酱油、食盐、味精并搅匀，投入枸杞子、水淀粉，颠翻几下，淋入麻油，离火装盘，佐餐食用。该方具有补益肝肾、益气养血、滋阴润燥功效，适用于体虚乏力、头昏眼

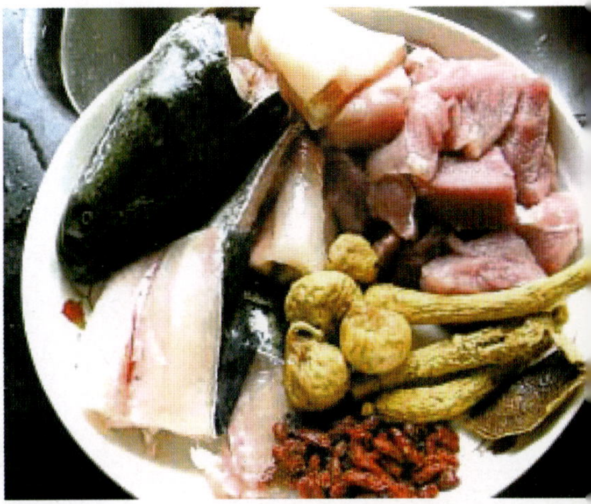

花、心悸消渴、腰酸阳痿等肝肾阴虚、气血不足证。

补阳法的饮食调配

选用味甘、性偏温热，具有健脾补肾、益气温阳功能的五类食物为主，组制套餐，适用于精神倦怠、气短乏力、形寒畏冷、胃腹冷痛、腰肢酸痛、阳痿早泄、夜尿多、舌淡胖、脉沉弱等为主要表现的阳气虚证。

食物选料

谷物薯类主食：选用小麦、大米、小米、黑米、马铃薯、山药、莲子、白扁豆、黄豆、黑大豆、花生等，制作粥、饭、各种主食。

动物及植物高蛋白食物：牛肉、鸡肉、猪肉、驴肉、狗肉、鹿肉、草鱼、鲢鱼、鲫鱼、黄花鱼、黄鳝、鸡蛋、鹌鹑蛋、鹅蛋、牛奶、黄豆、黑大豆、花生等。

蔬菜水果类：蔬菜类，如菜花、卷心菜、白菜、胡萝卜、番茄、油菜、芥菜、韭菜、香菜、香椿、洋葱、青椒、扁豆、香菇、蘑菇、冬菇、木耳、马铃薯、山药等；水果、干果类，如苹果、柑橘、桃、木瓜、荔枝、桂圆、山楂、大枣、核桃、栗子等。

调味品：料酒、葱、姜、大蒜、肉桂、花椒、八角、草豆蔻、丁香、橘皮、胡椒、辣椒等。

药膳指导

(1)苁蓉羊肉粥(《本草纲目》)：肉苁蓉30g，精羊肉100g，粳米(大米)100g，食盐、姜末、胡椒末各适量。将肉苁蓉水煎30～40分钟后去渣取汁备用。将羊肉(切细末)、粳米、药汁、适量水入锅煮至粥熟。每日1剂，分2次空腹食用，5～7日为1个疗程。该方具有补肾助阳、填精强壮、健脾养胃、润肠通便等功效，适用于久病体虚、形寒肢冷、腰膝酸痛、久病咳喘、胃腹冷痛、尿频阳痿、女性宫寒月经不调、阳虚便秘等肾阳虚衰证。

(2)韭菜胡桃烩（《方氏脉症正宗》）：胡桃仁60g，韭菜250g，芝麻油30g，食盐适量。将胡桃仁沸水焯后去表皮，韭菜切段，炒锅烧热，倒入芝麻油，待油温六成热时，下胡桃仁翻炒制色黄，再入韭菜翻炒至熟，放盐调味即可食用。该方具有温阳固肾、补肺平喘、润肠通便功效，适用于腰酸膝冷、久病咳喘、尿频阳痿、阳虚便秘等肺肾气虚、肾阳不固证。

(3)豆蔻鸡（《动物脏器食疗验方》）：乌鸡1只，肉豆蔻30g，草果5枚，食盐适量。将鸡去内脏，把肉豆蔻、草果纱布包好塞入鸡腹内，将鸡放入砂锅内，加水适量，文火煨煮熟透，加盐调味。1天分次食用。该方具有健脾益气、温中燥湿功效，适用于纳少腹泻、肚腹胀满冷痛、神疲乏力、舌淡苔腻等脾胃阳虚、寒湿内盛证。

阴阳两补的饮食调配

选用味甘、性平或温，具有滋阴温阳双重功能的五类食物为主，组制套餐，适用于同时具有阴虚证和阳虚证部分症状的情况。

食物选料

参考补阴法与补阳法内容。

药膳指导

(1)虫草炖老鸭（《实用回春药膳》）：冬虫夏草10g，鸭2

只，猪瘦肉60g，熟瘦火腿肉15g，葱、姜、黄酒、味精、食盐、奶汤、花生油各适量。将鸭宰杀、去毛及内脏，从背部剖开，敲断颈骨、四柱骨，放沸水锅滚泡半分钟取出，猪肉、火腿肉切成小块，放入沸水中稍滚泡，捞起沥水备用。炒锅烧热，放油烧至八成熟，加入葱、姜、鸭肉爆炒数分钟，放黄酒、沸水煨1分钟，捞出沥干水。然后将火腿、猪肉、鸭肉、冬虫夏草、葱、姜、食盐、黄酒装入盘内，加水适量，入笼蒸2小时，去葱、姜，倒入奶汤再蒸1小时，熟烂后放入味精即可食用。该方具有温阳补肾、养阴益精功效。适用于形体消瘦、神疲乏力、畏寒肢冷、头晕眼花、面色萎黄或虚浮、自汗或盗汗、腰酸阳痿、健忘耳鸣等肾阴阳两虚证。

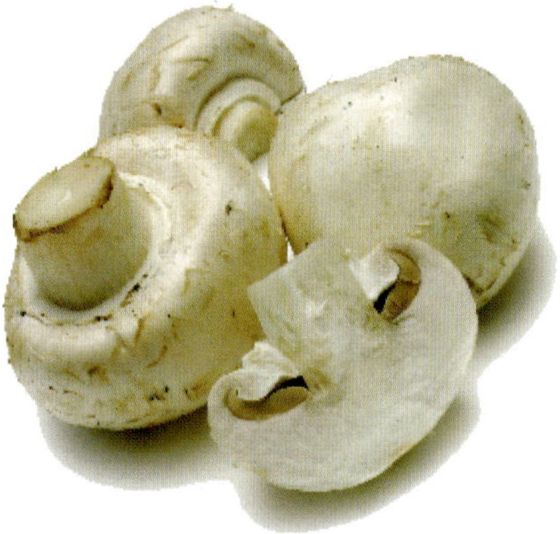

(2)龟羊汤(《家庭药膳手册》)：羊肉、龟肉各500g，党参、枸杞子、制附片各10g，当归、生姜各6g，葱白、胡椒粉、冰糖、食盐、味精、料酒、熟猪油各适量。将羊肉、龟肉备好并切成小方块，沸水煮2分钟去腥味，捞出沥干水。炒锅加热，放猪油烧至八成熟，下羊肉、龟肉煸炒，烹入料酒，继续煸炒至水干，倒入砂锅内，再加党参、制附片、生姜、葱白、冰糖、食盐，清水1250ml，开锅后文火炖至九成熟，加枸杞子，继续炖煮10分钟离火，捞出姜、葱、制附片、党参、当归，加入胡椒粉、味精即可。1天分2次食用。该方具有温阳补肾、滋阴养血功效。适用于形体消瘦、神疲乏力、畏寒肢冷、头晕眼花、面色不华、须发早白、腰膝酸软、尿多清长、阳痿少精等阴阳气血俱虚证。

解表法

解表法，是针对外邪侵袭肌表所致的恶寒发热、头痛身痛、脉浮等表证(俗称感冒)进行发汗解肌、疏散外邪的治法。根据外邪性质、人体状态采用的治法通常分为辛温解表、辛凉解表、化湿解表、扶正解表等。

辛温解表法的饮食调配

辛温解表法，适用于风寒袭表所致的恶寒重、头身疼痛、无汗或汗出恶风、鼻塞清涕、舌苔薄白、脉浮紧或浮缓为主要表现的表寒证。辛温解表法的饮食调配，宜选用味辛、性温，具有发汗解表、散寒通阳功能的五类食物为主，组制套餐。

食物选料

谷物薯类主食：选用小麦、大米、小米、黑米、马铃薯、薏米、白扁豆、黄豆、黑大豆等，制作粥、饭、各种主食。

动物及植物高蛋白食物：鸡蛋、牛奶、黄豆、黑大豆等。

蔬菜水果类：蔬菜类，如菜花、卷心菜、白菜、胡萝卜、番茄、油菜、洋葱、青椒、马铃薯、香菇、木耳、香椿、香菜、芥菜等；水果、干果类，如苹果、柑橘、山楂等。

调味品：料酒、葱、姜、大蒜、花椒、胡椒等。

药膳指导

(1)姜糖苏叶饮(《本草汇言》)：生姜15g，苏叶、红糖各10g，将姜切丝，苏叶洗净，同装入茶杯，开水冲泡，密封浸泡

10分钟，调入红糖搅匀即可，趁热顿服，日服2次，3日为1疗程。该方具有解表散寒、和胃宽中功效，适用于外感风寒、胃气不和所致的恶寒发热、头痛无汗、鼻塞清涕、胸闷恶心等证。

(2)五神汤(《惠宜堂经验方》)：苏叶、荆芥、茶叶各6g，生姜2g，冰糖25g。将姜切薄片，与苏叶、荆芥、茶叶一起放入砂锅内，加清水约500ml，文火煮沸5分钟，离火取汁；同法再煎煮1次，2次取汁混匀，放入冰糖，趁热服用，每日1剂，分3次服，3日为1疗程。该方具有解表散寒、行气止呕功效，也适用于外感风寒、胃气不和所致的风寒表证；并且温而不燥、口感甜美、悦神爽志。

(3)薏苡防风饮(《食物与食治》)：生薏苡30g，防风10g。将生薏苡放入砂锅，加水适量，文火熬至八成熟，再将防风布包放入薏苡粥锅内，继续煮至薏苡粥熟烂，去防风布包，趁热食用，1日分2次服，3日为1疗程。该方具有解表散寒、祛风除湿功效，适用于外感风寒挟湿的表证，恶寒发热、无汗身痛、头身困重、鼻塞清涕等表现。

辛凉解表法的饮食调配

辛凉解表法，适用于风热和温热病邪侵袭肌表所致的发热头痛、微恶风、咽痛口干、舌边尖红、脉浮数为主要表现的表热证。辛凉解表法的饮食调配，宜选用味辛、性寒凉，具有疏散风热、清热解毒功能的五类食物为主，组制套餐。

食物选料

谷物薯类主食：选用大米、小米、黑米、马铃薯、薏米、绿豆等，制作粥、饭、各种主食。

动物及植物高蛋白食物：鸡蛋、鸭蛋、牛奶、黄豆、黑大豆等。

蔬菜水果类：蔬菜类，如菜花、卷心菜、白菜、黄瓜、冬瓜、苦瓜、丝瓜、胡萝卜、番茄、茄子、油菜、菠菜、空心菜、马铃薯、香菇、蘑菇、木耳、银耳等；水果、干果类，如西瓜、菠萝、草莓、苹果、梨、橙子、柚子、香蕉、猕猴桃、山楂等。

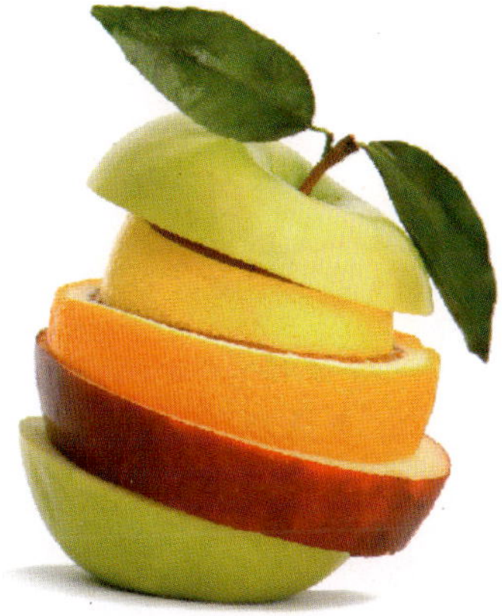

调味品：蜂蜜、料酒、大蒜、花椒等。

药膳指导

(1)桑菊茅竹饮(《中国药膳学》)：桑叶、菊花各5g，竹叶、白茅根、薄荷各30g。取桑叶、竹叶、白茅根水煎至沸，继冲泡菊花、薄荷，密封浸泡5分钟，加蔗糖调味，即可做饮料随时服用，3～5日为1疗程。该方具有疏散风热、清肝明目、清心利尿功效，适用于外感风热、心肝火盛所致发热头痛、目赤肿痛、咽痛口渴、尿黄涩痛等证。

(2)桑菊浙贝茶(《中华临床药膳食疗学》)：桑叶100g，菊花、浙贝各50g。共研粗末，用纱布袋分装，每袋15g，每次1袋，每日2次，沸水冲泡，温服，3～5日为1疗程。该方具有疏散风热、化痰止咳功效，适于风热犯肺、发热头痛、鼻塞浊涕、咳嗽痰多等证。

(3)葛根粥(《太平圣惠方》)：葛根粉30g，粳米50g。粳米浸泡12小时，与葛根粉同放入砂锅，加水500ml，用文火煮至熟米粥。1日分次温服。该方具有解肌透表、清热生津功效，适于外感发热、头痛、项背痛、皮肤疹出不畅等证。

扶正解表法的饮食调配

扶正解表法，适用于体虚之人感受外邪、侵袭肌表所致的虚人外感表证。扶正解表法饮食调配，宜选用味辛、甘，具有疏散外邪、补虚扶正功能的五类食物为主，组制套餐。

食物选料

谷物薯类主食：选用小麦、大米、小米、黑米、马铃薯、山药、莲子、薏米等，制作粥、饭、各种主食。动物及植物高蛋白食物：牛肉、鸡肉、鸡蛋、牛奶、豆腐、豆浆等。

蔬菜水果类：蔬菜类，如菜花、卷心菜、白菜、黄瓜、冬瓜、丝瓜、胡萝卜、番茄、茄子、油菜、马铃薯、南瓜、香菇、蘑菇、木耳、银耳等；水果、干果类，如苹果、柑橘、柚子、山楂等。

调味品：蜂蜜、料酒、大蒜、花椒等。

药膳指导

(1)糯米人参粥(《简便验方》)：人参3g，葱白2茎，薄荷5g，糯米250g。人参破碎放入砂锅内，加水适量，煎煮30分钟，放入葱段、薄荷煮沸5分钟，去渣取汁备用；糯米加水适量，煮粥至八分熟，兑入药汁，继续熬煮米熟。1日分2次趁热食用。该方具有疏风解表、扶正补虚功效，适于气虚人外感表证，如头痛

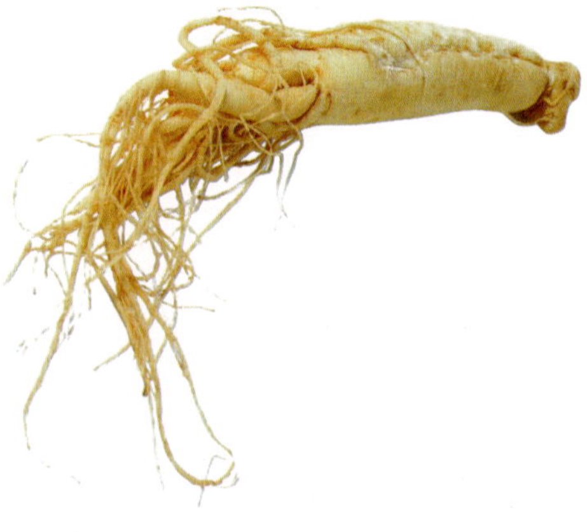

鼻塞、气短乏力等证。

(2)葱豉炖豆腐(《肘后备急方》):葱白 3 茎,淡豆豉 20g,豆腐 250g。豆腐放入锅内,加水适量,文火煮沸 30 分钟,加入葱白段、淡豆豉,继续煮沸 5 分钟即可。趁热食用,保暖取汗。该方具有祛风解表、益气和中功效,适于脾胃虚弱人感冒轻证,如恶寒微热、头痛鼻塞、纳少乏力等证。

清热法

清热法,是针对外邪入里化热、或脏腑偏盛化火所致的里热证的一类中医治法。根据致病因素、病变阶段、病变部位、病性虚实等不同而异,包括清热解毒、清热祛暑、清营凉血、清退虚热、清脏腑热等。

清热解毒法的饮食调配

清热解毒法,适用于热毒火邪所致的温热病、疮疡肿毒等证。清热解毒法的饮食调配,宜选用性寒凉,具有清热解毒泻火功能的五类食物为主,组制套餐。

食物选料

谷物薯类主食:选用大米、小米、黑米、玉米、红薯、马铃薯、薏米、绿豆、赤小豆、黄豆、黑大豆等,制作粥、饭、各种主食。

动物及植物高蛋白食物:鸡蛋、牛奶、绿豆、赤小豆、黄豆、黑大豆等。

蔬菜水果类:蔬菜类,如菜花、卷心菜、白菜、白萝卜、红心萝卜、胡萝卜、番茄、茄子、芹菜、油菜、菠菜、空心菜、黄瓜、冬瓜、苦瓜、丝瓜、马铃薯、莲藕、香菇、木耳、海带等;水果、干果类，如西瓜、哈密瓜、柚子、菠萝、草莓、苹果、梨、猕猴桃、山楂等。

调味品：蜂蜜、料酒、大蒜等。

药膳指导

(1)绿豆粥(《普济方》)：绿豆25g，粳米100g，冰糖适量。将绿豆、粳米放入砂锅，加水适量，文火熬煮至熟烂，放入冰糖即可食用，1日2次，3日为1疗程。该方具有清热解毒消暑功效，适于热毒壅盛的疮痈肿毒及暑热烦渴等证。

(2)银翘甘草露(《本草从新》)：金银花、连翘、芦根各5g，甘草3g。将以上药物放入砂锅，加水适量煎煮，开锅后文火煮15分钟，滤出药汁，同法再煎煮1次，2次药液混匀，每日1剂，分2次服用，3～7日为1疗程。该方具有轻清疏透、清热解毒功效，适用于外感温热病所致的发热汗出、头痛咽痛、口渴心烦等证。

(3)银花青叶饮(《中国药膳大全》)：金银花、大青叶、板蓝根各10g，薄荷5g。先将大青叶、板蓝根加水适量煎煮，开锅后文火煮30分钟，加入金银花、薄荷继续微沸10分钟，过滤取汁，代茶频饮，每日1剂，3～7日为1疗程。该方具有疏风清热、解毒消肿功效，适用于外感风温毒邪所致腮腺炎、丹毒、扁桃腺炎、单纯疱疹、带状疱疹等。

清热祛暑法的饮食调配

清热祛暑法，适用于夏季感受暑热、或暑湿、或挟表寒、或暑伤气阴，表现身热烦渴、汗出体倦、或胸闷便溏等证。清热祛暑法的饮食调配，宜选用味芳香、性寒凉，具有清热祛暑、芳化渗湿、益气生津等功能的五类食物为主，组制套餐。

食物选料

谷物薯类主食：选用大米、小米、黑米、玉米、马铃薯、薏米、绿豆、赤小豆、黄豆、黑大豆等，制作粥、饭、各种主食。

动物及植物高蛋白食物：鸭肉、兔肉、鲫鱼、鲤鱼、海参、鸡蛋、牛奶、绿豆、赤小豆、黄豆、黑大豆等。

蔬菜水果类：蔬菜类，如菜花、卷心菜、白菜、白萝卜、红心萝卜、胡萝卜、番茄、茄子、芹菜、油菜、菠菜、空心菜、黄瓜、冬瓜、苦瓜、丝瓜、马铃薯、香菇、木耳、海带、海蜇等；水果、干果类，如西瓜、哈密瓜、甜瓜、柚子、菠萝、葡萄、苹果、梨、桃、猕猴桃、山楂等。

调味品：蜂蜜、料酒、大蒜等。

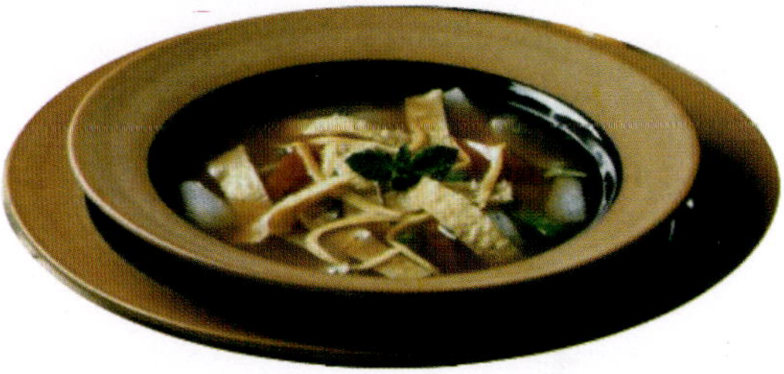

药膳指导

(1)翠衣凉茶（《药茶与药露》）：鲜西瓜皮 9g，赤芍 6g，炒栀子 3g，黄连、甘草各 1g，白砂糖 10g。将以上药物放入砂锅内，加水适量煎煮，开锅后文火煮 20 分钟，过滤取汁，加入白砂糖即可，代茶频饮，每日 1 剂，3 日为 1 疗程。该方具有清心解暑功效，适用于先兆中暑或中暑轻证，表现头昏头痛、身热面红、精神疲惫、汗出口渴等。

(2)七鲜汤（《惠宜堂经验方》）：鲜藿香、鲜佩兰、鲜荷叶、鲜生地、鲜石斛各 6g，鲜首乌 5g，鲜梨汁 10g，白砂糖适量。先将鲜生地、鲜首乌放入砂锅内，加水适量煎煮，开锅后文火煮 15 分钟，再加入鲜藿香、鲜佩兰、鲜荷叶、鲜石斛微沸 5 分钟，滤出药汁，加梨汁、白糖即可。每日 1 剂，分 2 次服，3 日为 1

疗程。该方具有解暑化湿、生津止渴功效，适用于暑邪挟湿所致身热困倦、精神疲惫、汗出口渴、胸闷纳呆等证。

(3)荷叶冬瓜汤(《中国药膳大全》)：鲜荷叶 50g，鲜冬瓜 250g，食盐适量。取鲜荷叶、鲜冬瓜放入锅内，熬汤至熟，加食盐调味即可。1 日分 2 次食用，2～3 日为 1 疗程。该方具有祛暑利湿功效，适用于暑邪挟湿所致发热烦闷、头昏口渴、小便不利等证，也可用于尿路感染辅助食疗。

清脏腑热的饮食调配

清脏腑热主要用于某一脏腑火热偏盛的病证。其饮食调配，宜选用味苦、性寒凉，具有清热泻火功能的五类食物为主，组制套餐。

食物选料

参照清热解毒法的饮食调配。

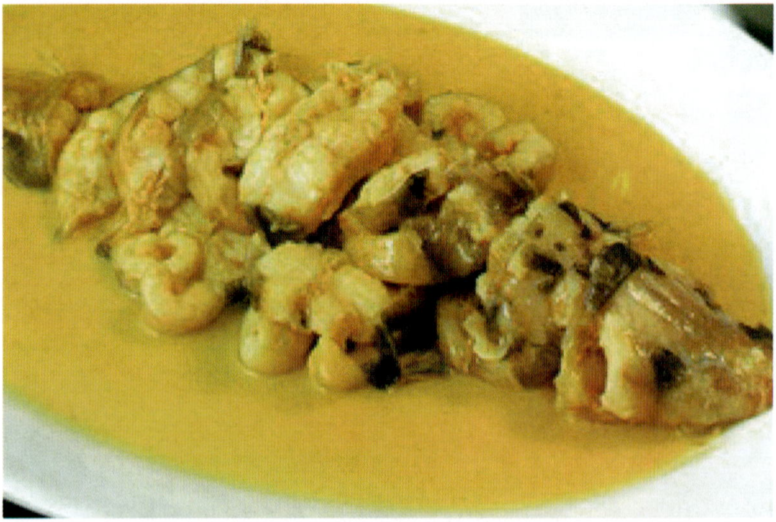

药膳指导

(1)灯心竹叶饮(验方):灯心草 120g,竹叶 80g。将二味药物放入砂锅内,加水适量煎煮,开锅后文火煮 20 分钟,滤出药汁,同法再煎煮 1 次,2 次药液混匀,代茶饮,每日 1 剂,3 日～5 日为 1 疗程。该方具有清心利尿功效,适用于心火亢盛所致的心烦失眠、口舌生疮、小便涩痛等证。

(2)平肝清热饮(《中国药膳大全》):龙胆草、夏枯草、甘菊花、生地黄、川芎各 3g,柴胡 2g。先将生地黄、川芎、柴胡放入砂锅内,加水适量煎煮,开锅后文火煮 30 分钟,再加入龙胆草、夏枯草、甘菊花继续煮沸 10 分钟,滤出药汁,代茶频饮,每日 1 剂,3～5 日为 1 疗程。该方具有清肝火、平肝阳功效,适用于肝火偏盛、肝阳上亢所致的眼睛红肿、头痛口苦、尿赤便干等证。

(3)鲜马齿苋粥(《食疗本草》):鲜马齿苋、粳米各 60g。将洗净切段的马齿苋、粳米放入砂锅内,加水适量,武火煮沸后用文火煮熟成粥,1 日分 2 次食用,3～5 日为 1 疗程。该方具有清热解毒、凉血止痢功效,适用于热毒内蕴大肠的痢疾,表现腹痛、里急后重、下利脓血、赤多白少等证。

养阴清热法的饮食调配

养阴清热法,适用于热病后期或慢性期,邪热未尽、阴液已伤,或热留阴分、肝肾阴虚等所致的虚热证,表现午后或夜间发热、手足心热、或自觉从体内发热、舌红少苔等证。养阴清热法饮食调配,宜选用味甘酸、性凉润,具有养阴透热功能的五类食物为主,组制套餐。

食物选料

谷物薯类主食：选用小麦、大米、小米、黑米、山药、马铃薯、绿豆、赤小豆、黄豆、黑大豆等，制作粥、饭、各种主食。

动物及植物高蛋白食物：瘦猪肉、猪蹄、鸭肉、兔肉、鲫鱼、鲤鱼、甲鱼、海参、阿胶、鸡蛋、牛奶、绿豆、赤小豆、黄豆、黑大豆等。

蔬菜水果类：蔬菜类，如菜花、卷心菜、白菜、胡萝卜、番茄、茄子、芹菜、茼蒿、油菜、菠菜、空心菜、黄瓜、冬瓜、苦瓜、丝瓜、马铃薯、莲藕、香菇、木耳、海带等；水果、干果类，如西瓜、哈密瓜、柚子、橙子、菠萝、草莓、苹果、梨、桃、猕猴桃、葡萄、山楂等。

调味品：蜂蜜、料酒、果酒等。

药膳指导

(1)地骨皮饮(《千金要方》)：地骨皮15g，麦冬、小麦各6g。冰糖适量，将地骨皮、麦冬、小麦加水煎煮至麦熟，过滤取汁，加冰糖，代茶频饮，每日1剂。该方具有清热、养阴、止汗功效，适用于阴虚内热所致低热、盗汗、口干渴、舌苔少等证。

(2)银莲知母粥(《证治准绳》)：银柴胡5g，胡黄连、秦艽、鳖甲、地骨皮、青蒿、知母各3g，甘草2g，粳米200g。将以上8味药放入砂锅内，加水适量，开锅后文火煮30分钟，滤出药汁备用；另将粳米加水适量煮粥，至五分熟加入药汁，继续煮熟成粥。每日1/2剂～1剂，分2次食用。该方具有清退虚热功效，适用于阴虚内热所致低热盗汗、自觉从体内发热、颧红消瘦、舌红少苔等证。

祛湿法

清热祛湿法的饮食调配

清热祛湿法，适用于湿热之邪郁阻三焦所导致的发热身重、纳呆脘闷、呕恶泻痢、胁痛黄疸、小便淋漓涩痛、女性带下色黄、湿疹疱疹、脓肿疮疡、口苦口黏、舌苔黄腻等证。清热祛湿饮食调配，宜选用味苦、淡，性寒，具有清热、燥湿、渗湿功能的五类食物为主，组制套餐。

食物选料

谷物薯类主食：选用大米、小米、黑米、玉米、马铃薯、薏米、白扁豆、绿豆、红小豆、黄豆、黑大豆等，制作粥、饭、各种主食。

动物及植物高蛋白食物：猪肉、鸭肉、兔肉、鲢鱼、鲫鱼、鸡蛋、牛奶、黄豆、黑大豆、绿豆、红小豆等。

蔬菜水果类：蔬菜类，如菜花、卷心菜、白菜、胡萝卜、番茄、茄子、油菜、菠菜、空心菜、黄瓜、冬瓜、苦瓜、丝瓜、香菇、木耳、马铃薯等；水果、干果类，如苹果、柑橘、柚子、木瓜、山楂等。

调味品：料酒、葱、姜、大蒜、橘皮、胡椒等。

药膳指导

(1)当归赤豆羹(验方)：赤小豆、薏苡仁、扁豆各30g，马齿苋20g，当归、防风各10g。将马齿苋、当归、防风煎煮30分钟，过滤取汁，另将赤小豆、薏苡仁、扁豆加水熬煮五成熟，兑入药汁继续熬煮20分钟至熟烂成羹。每日1剂，分2次食用。该方具有清热凉血、利湿解毒功效，适用于湿热内蕴所致皮肤痒疹、疮疡渗脓、痢疾腹泻等证。

(2)荠菜鸡蛋汤(《本草纲目》):荠菜250g,鸡蛋1枚,食用油、盐等调料适量。荠菜切断,加清水煮汤,煮沸打入鸡蛋成蛋花,加调料调味即可。每日1剂,分2次食用。该方具有清热利湿、凉血止血、清肝明目功效,适用于湿热内蕴所致痢疾腹泻、小便淋漓涩痛、血淋尿血、目赤肿痛等证。

(3)金钱草鲤鱼汤(《纲目拾遗》):金钱草50g,鲤鱼1条(250g),姜、盐、料酒、味精、菜油等适量。取炒锅加菜油煎鲤鱼,加水适量,放入金钱草、姜、料酒,煮沸改文火将鲤鱼焖熟,加盐、味精调味即可。该方具有清热利湿、退黄排石功效,适用于湿热内蕴所致黄疸、小便淋漓涩痛、尿路和胆道结石等证。

健脾化湿法的饮食调配

健脾化湿法,适用于脾胃虚弱、湿邪阻滞所导致的纳少腹胀、肠鸣腹泻、肢体浮肿、女性白带多、面黄倦怠等证。健脾化湿法饮食调配,宜选用味甘淡或芳香、性平或温,具有健脾益气、化湿利水功能的五类食物为主,组制套餐。

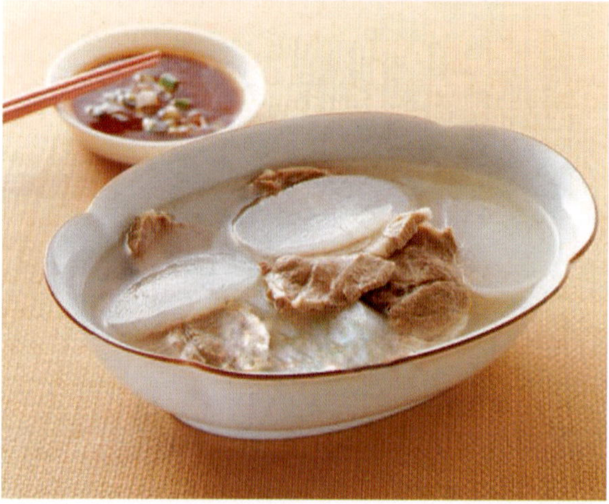

食物选料

谷物薯类主食:选用小麦、大米、小米、黑米、玉米、马铃薯、山药、莲子、薏苡仁、白扁豆、绿豆、红小豆、黄豆、黑大豆等,制作粥、饭、各种主食。

动物及植物高蛋白食物：牛肉、鸡肉、猪肉、草鱼、鲢鱼、鲫鱼、黄花鱼、鸡蛋、鹌鹑蛋、牛奶、黄豆、黑大豆、绿豆、红小豆等。

蔬菜水果类：蔬菜类，如菜花、卷心菜、白菜、胡萝卜、番茄、油菜、洋葱、青椒、香菇、木耳、马铃薯、山药、莲藕等；水果、干果类，如苹果、柑橘、木瓜、山楂、大枣、核桃、栗子等。

调味品：料酒、葱、姜、大蒜、花椒、八角、草豆蔻、橘皮、胡椒、辣椒等。

药膳指导

(1)朱氏养生方(验方)：黄芪、薏苡仁、绿豆、扁豆各100g。先将黄芪加水煎煮30分钟，去渣后，将薏苡仁、绿豆、扁豆放入继续熬煮至熟烂，1剂可食用2天，每天早晚加热食用，放入冰箱冷藏。该方具有益气健脾、利湿解毒功效，适用于气虚脾弱、湿毒内蕴所致乏力困倦、纳少腹泻、皮疹赘疣、舌苔薄腻等证。

(2)三味苡仁羹(《百病饮食自疗方》)：薏苡仁、山药、莲子各30g。取莲子浸泡去心，与薏苡仁、山药同放入锅内，加水适量，文火煎煮熬熟成羹，每日1剂，7日为1疗程。该方具有健脾渗湿功效，适用于脾虚湿滞所致的慢性腹泻、水肿带下等证。

温阳化湿法的饮食调配

温阳化湿法，适用于脾肾阳虚、寒湿内阻所导致的面色晦暗、畏寒肢冷、食少腹胀、腹部冷痛、大便溏泄、肢体浮肿、小便不利、女性白带清稀、舌淡胖大等证。温阳化湿法饮食调配，宜选用味辛甘、性温热，具有温肾健脾、温阳化湿功能的五类食物为主，组制套餐。

食物选料

谷物薯类主食：选用小麦、大米、小米、黑米、山药、莲子、薏米、白扁豆、黄豆、黑大豆、花生等，制作粥、饭、各种主食。

动物及植物高蛋白食物：牛肉、鸡肉、猪肉、草鱼、鲢鱼、鲫鱼、黄花鱼、鸡蛋、鹌鹑蛋、牛奶、黄豆、黑大豆、花生等。

蔬菜水果类：蔬菜类，如菜花、卷心菜、白菜、胡萝卜、番茄、油菜、洋葱、青椒、香菇、木耳、山药等；水果、干果类，如苹果、柑橘、木瓜、荔枝、桂圆、山楂、大枣、核桃、栗子等。

调味品：料酒、葱、姜、大蒜、花椒、八角、草豆蔻、橘皮、胡椒、辣椒等。

药膳指导

(1)砂仁炖鲫鱼（《饮膳正要》）：大鲫鱼 4 条（1000g），砂仁、陈皮、小茴香、荜茇、辣椒各 6g，胡椒 3g，葱 50g，姜 20g，蒜 2 粒，盐 10g，花生油 500g。将药物和调料装入鱼腹内，花生油放入炒锅，烧至七成热，将鲫鱼油煎，待鱼黄至熟，捞出沥油；另起热锅加熟油少许，煸姜、葱，注入清汤，将煎熟的鲫鱼下汤内炖煮 5 分钟即可。该方具有健脾温中、燥湿行气功效，适用于寒湿困脾、湿阻气滞所致食少腹胀、腹部冷痛、大便溏泄、小便不利、舌苔白腻等证。

(2)干姜花椒粥（《千家食疗妙方》）：干姜 5 片，高良姜 4g，花椒 3g，粳米 100g，红糖 15g。将干姜、高良姜切片与花椒纱布包扎，将粳米放入砂锅加水适量熬煮五分熟，加入药包同煎煮 20 分钟，至粥熟烂，取出药包，加红糖即可食用，每日 1 剂，分 2 次食用，长期食用可见效。该方具有温化寒湿、散寒止痛功效，适用于寒湿阻滞中焦所致胃腹冷痛、恶心呕吐、口吐清水、肠鸣腹泻、舌苔水滑等证。

化痰法

理气化痰法的饮食调配

理气化痰法，适用于脾失健运、痰湿阻肺所导致的咳嗽胸闷气喘、痰多色白、食少便软等证。理气化痰法饮食调配，宜选用味辛、性平或温，具有宣通肺气、健脾化痰、止咳平喘功能的五类食物为主，组制套餐。

食物选料

谷物薯类主食：选用小麦、大米、小米、黑米、山药、莲子、薏苡仁、白扁豆、黄豆、黑大豆、花生等，制作粥、饭、各种主食。

动物及植物高蛋白食物：鸡蛋、牛奶、黄豆、黑大豆、花生等。

蔬菜水果类：蔬菜类，如菜花、西兰花、卷心菜、白菜、胡萝卜、白萝卜、番茄、茄子、油菜、洋葱、青椒、马铃薯、蘑菇、香菇、木耳、海带、紫菜等；水果、干果类，如苹果、柑橘、柚子、桃、猕猴桃、山楂、大枣、核桃等。

调味品：料酒、葱、姜、大蒜、花椒、胡椒、橘皮等。

药膳指导

(1)三子养亲茶(《韩氏医通》)：紫苏子、白芥子、白萝卜子各 3g。放入砂锅微炒，研粗末，纱布包扎，加水适量煎煮，开锅文火 30 分钟，去渣留汁，代茶频饮。该方具有降气化痰、止咳平喘功效，适用于痰涎壅盛、肺气上逆所致的咳嗽气喘、痰多胸闷、纳少腹胀等证。

(2)苏子降气粥(《药粥》):紫苏子、前胡、制半夏、生姜、当归各10g,陈皮、厚朴各6g,炙甘草4g,肉桂1.5g,粳米50～100g,红糖适量。将上药煎煮30分钟,去渣留汁,加入粳米熬煮成粥,放入红糖即可。每日早、晚温服,5日为1疗程。该方具有止咳化痰、降气平喘功效,适用于痰涎壅盛、上实下虚所致的咳喘气短、动则喘甚、痰多腹胀、腰酸肢冷等证。

清肺化痰法的饮食调配

清肺化痰法,适用于热邪犯肺、痰热壅肺所导致的咳嗽或喘、痰黄黏稠、或胸痛发热等证。清肺化痰法饮食调配,宜选用味辛或苦、性寒凉,具有清热化痰、止咳平喘功能的五类食物为主,组制套餐。

食物选料

谷物薯类主食:选用小麦、大米、小米、黑米、薏苡仁、黄豆、黑大豆、红小豆、绿豆等,制作粥、饭、各种主食。

动物及植物高蛋白食物:鸡蛋、牛奶、黄豆、黑大豆等。

蔬菜水果类:蔬菜类,如菜花、西兰花、卷心菜、白菜、白萝卜、胡萝卜、冬瓜及冬瓜子、苦瓜、丝瓜、番茄、茄子、油菜、空心菜、马铃薯、蘑菇、香菇、木耳、银耳、百合、海带、紫菜等;水果、干果类,如梨、苹果、柑橘、柚子、枇杷、桃、猕猴桃、葡萄、山楂等。

调味品:蜂蜜、料酒、大蒜、花椒、橘皮等。

药膳指导

(1)鱼腥枇杷饮(《中国药膳辨证治疗学》):鱼腥草60g,白萝卜汁100g,炙枇杷叶20g,白砂糖20g。将白萝卜绞汁,鱼腥草、炙枇杷叶加水煎煮30分钟,取煎液300ml,加入萝卜汁、白砂糖混匀即成,代饮料频服。该方具有清热解毒、化痰止咳功效,适用于肺热咳嗽、咯痰黄稠、口干渴、舌红苔黄腻、脉滑数等证。

(2)瓜蒌知母饼(《草药手册》):瓜蒌300g,知母60g,粳米200g,蜂蜜适量。将瓜蒌、知母、粳米研细粉,加蜂蜜、水适量搅拌,制作成饼状共20个,文火烙熟,每次食用2个,每日1次。该方具有清肺化痰、宽胸通便功效,适用于痰热咳嗽、咯痰黄稠、咯出不爽、胸闷作痛、大便干燥等证。

润肺化痰法的饮食调配

润肺化痰法,适用于肺部阴虚燥热所导致的干咳无痰、或咳嗽痰少而黏、或痰中带血、口干咽燥等证。润肺化痰法饮食调配,宜选用味甘酸、性凉润,具有清肺润燥、化痰止咳功能的五类食物为主,组制套餐。

食物选料

谷物薯类主食:选用小麦、大米、糯米、小米、黑米、薏苡仁、黄豆、黑大豆等,制作粥、饭、各种主食。

动物及植物高蛋白食物:鸭肉、兔肉、甲鱼、阿胶、鸡蛋、牛奶、黄豆、黑大豆、芝麻等。

蔬菜水果类:蔬菜类,如菜花、西兰花、卷心菜、白菜、白萝卜、胡萝卜、冬瓜、丝瓜、番茄、茄子、油菜、空心菜、马铃薯、蘑菇、香菇、木耳、银耳、百合、海带、紫菜等;水果、干果类,如梨、苹果、橙子、柚子、枇杷、桃、猕猴桃、葡萄、山楂、白果等。

调味品：蜂蜜、料酒、大蒜、花椒、橘皮等。

药膳指导

(1)川贝酿梨(《中国药膳学》)：雪梨8个，川贝母12g，蜜饯冬瓜条、糯米各100g，冰糖180g，白矾适量。将川贝母打碎，冬瓜条切成颗粒，白矾加水溶化约2000ml，梨削去皮，从蒂把处切下一段(以能伸进小勺为度)，用小勺挖去核，浸没在白矾水中以防变色，将梨放入沸腾水中片刻捞出，用凉水冲凉，沥水，糯米蒸熟；将糯米饭、冬瓜条颗粒、一半打碎的冰糖和匀，分装梨内，再把川贝母分八份分装梨内，盖上梨把，上笼蒸30～40分钟至梨熟烂，取出，另一半冰糖开水溶化收浓汁，浇在梨上即成。食梨，每次1个，每日1～2次。该方具有清热化痰、润肺止咳功效，适用于燥热咳嗽、痰黄白而黏、或干咳痰少、口干咽燥等证。

(2)二冬二母膏(《脉因证治》)：天冬、麦冬各150g，知母100g，川贝母50g，冰糖200g。天冬、麦冬、知母、川贝母加水煎煮3次，每次文火微沸煮30分钟，过滤取药汁约2000ml，放入冰糖，文火收膏。每次服15～20g，日服3次。该方具有滋阴清热、润肺止咳功效，适用于燥热咳嗽、干咳痰少、口干咽燥等证。

化痰软坚法的饮食调配

化痰软坚法，适用于邪阻气滞、痰凝结聚所导致的痰核瘰疬、肿物包块等证。化痰软坚法饮食调配，宜选用味辛、咸，性滑，具有化痰涤痰、软坚散结功能的食物为主，组制套餐。

食物选料

谷物薯类主食：选用小麦、大米、小米、黑米、薏苡仁、黄豆、黑大豆、红小豆、绿豆等，制作粥、饭、各种主食。

动物及植物高蛋白食物：鸡蛋、牛奶、黄豆、黑大豆、海参、牡蛎、鳖等。

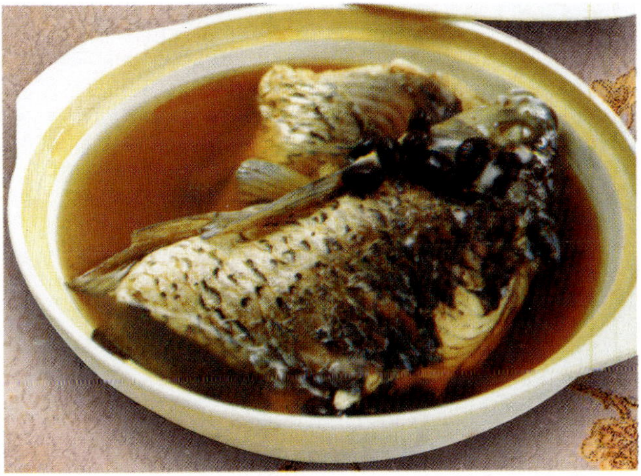

蔬菜水果类：蔬菜类，如菜花、西兰花、卷心菜、白菜、白萝卜、胡萝卜、冬瓜、黄瓜、苦瓜、丝瓜、番茄、茄子、油菜、空心菜、马铃薯、蘑菇、香菇、木耳、海带、海蜇、紫菜等；水果、干果类，如梨、苹果、柑橘、柚子、桃、猕猴桃、葡萄、山楂等。

调味品：料酒、大蒜、花椒、橘皮等。

药膳指导

(1)凉拌海蜇丝(验方)：海蜇 100g，黄瓜 100g，白砂糖、盐、味精、醋、麻油适量。将海蜇、黄瓜洗净切丝，放入调料调味即可，佐餐食用。该方具有清热化痰、软坚散结功效，适用于痰核瘰疬、瘿瘤包块等证。

⑵凉拌海带丝(验方):海带丝100g,葱丝、白砂糖、盐、味精、醋、麻油适量。调味即可,佐餐食用。该方具有清热化痰、软坚散结功效,适用于痰核瘰疬、瘿瘤包块等证。

理气法

理气解郁法的饮食调配

理气解郁法,适用于情志不舒、肝气郁结所导致的情绪低落或焦虑、胸闷胃胀、胁肋胀痛、食欲不振、女性月经不调等证。理气解郁法饮食调配,宜选用味辛、酸、甘,性平,具有疏肝理气、柔肝缓急、和胃健脾功能的五类食物为主,组制套餐。

食物选料

谷物薯类主食:选用小麦、大米、小米、黑米、山药、莲子、薏米、白扁豆、黄豆、黑大豆等,制作粥、饭、各种主食。

动物及植物高蛋白食物:鸡肉、牛肉、黄花鱼、鸡蛋、牛奶、黄豆、黑大豆等。

蔬菜水果类:蔬菜类,如菜花、西兰花、卷心菜、白菜、白萝卜、红心萝卜、胡萝卜、香菜、香椿、番茄、茄子、油菜、洋葱、青椒、马铃薯、蘑菇、香菇、木耳、百合、海带、紫菜等;水果、干果类,如苹果、柑橘、柚子、香橼、佛手、桃、猕猴桃、山楂、大枣等。

调味品:料酒、葱、姜、大蒜、花椒、胡椒、橘皮等。

药膳指导

(1)玫瑰菊花茶(验方):玫瑰花、菊花各6g,合欢皮10g,冰糖适量。合欢皮加水适量水煎20分钟，滤汁冲泡玫瑰花、菊花，放入冰糖，代茶频饮。该方具有疏肝解郁、安神除烦功效，适用于情绪抑郁、胸闷胃胀、胁肋胀痛、食欲不振、女性月经不调等证。

(2)百麦安神饮(《路志正医林集腋》)：百合15g、生地黄12g、知母10g、淮小麦30g、炙甘草6g、大枣5枚、茯神15g、炒枣仁20g、夜交藤20g、合欢皮12g。加水适量水煎20分钟，滤汁代茶频饮。

理气和胃法的饮食调配

理气和胃法，适用于脾胃气滞所导致的饮食不香、胃胀嗳气、或恶心呕吐等证。理气和胃法饮食调配，宜选用味辛、性平，具有理气和胃健脾功能的五类食物为主，组制套餐。

食物选料

谷物薯类主食：选用小麦、大米、小米、黑米、山药、莲子、薏苡仁、白扁豆、黄豆、黑大豆等，制作粥、饭、各种主食。

动物及植物高蛋白食物：鸡肉、鲢鱼、黄花鱼、鸡蛋、牛奶、黄豆、黑大豆等。

蔬菜水果类：蔬菜类，如菜花、西兰花、卷心菜、白菜、白萝卜、胡萝卜、香菜、香椿、番茄、茄子、油菜、洋葱、青椒、马铃薯、蘑菇、香菇、木耳等；水果、干果类，如苹果、柑橘、柚子、木瓜、香橼、佛手、山楂、大枣等。

调味品：料酒、葱、姜、花椒、胡椒、橘皮等。

药膳指导

(1)橘茹饮(《医宗金鉴》)：橘皮、竹茹、柿饼各30g，姜3g，白糖适量。以上四味药物加水煎煮 2 次，每次微沸 20 分钟，两次滤汁混匀，加白糖调味，代茶频饮，温服。该方具有理气和胃、降逆止呕功效，适用于脾胃气滞、胃气上逆所致的胃腹胀满、嗳气呃逆、恶心呕吐等证。

(2)加味豆蔻粥(《圣济总录》)：砂仁、肉豆蔻各 5g，陈皮 1 片，姜 2 片，粳米 50g。先把砂仁、豆蔻捣碎备用；粳米加水适量，熬煮至 8 分熟，加入砂仁、豆蔻、陈皮、姜，同煮约 5 ~ 10 分钟熟烂即可，温热服，早晚各 1 次，3 ~ 5 日为 1 个疗程。该方具有温中行气、消食和胃功效，适用于脾胃寒凝气滞所致的胃腹疼痛、嗳气呕吐、宿食不消等证。

活血法

活血化瘀法，适用于邪阻气滞、血瘀阻络或凝聚所导致的疼痛、麻木、肿块、月经不调、舌质紫暗或瘀斑等证。活血化瘀法饮食调配，宜选用味辛、性平，具有理气活血、化瘀通络功能的食物为主，组制套餐。

食物选料

谷物薯类主食：选用小麦、大米、小米、玉米、黑米、薏苡仁、黄豆、黑大豆等，制作粥、饭、各种主食。

动物及植物高蛋白食物：猪肉、鸡肉、牛肉、黄花鱼、虾、鸡蛋、牛奶、黄豆、黑大豆等。

蔬菜水果类：蔬菜类，如菜花、西兰花、卷心菜、白菜、白萝卜、胡萝卜、芥菜、香菜、香椿、丝瓜、番茄、茄子、油菜、空心菜、马铃薯、蘑菇、香菇、木耳、海带、海蜇、紫菜等；水果、干果类，如梨、苹果、柑橘、柚子、桃、猕猴桃、葡萄、山楂等。

调味品：料酒、大蒜、葱、姜、花椒、胡椒、大料、肉桂、橘皮等。

药膳指导

(1)三七炖鸡蛋(《百病饮食自疗》)：三七 3g，丹参 10g，鸡蛋 2 个。加水适量同煮，待鸡蛋熟后，剥去蛋壳，在继续煮约 15 分钟即成，食蛋饮汤，日 1 剂。该方具有补益气血、活血化瘀功效，适用于慢性疾病出现舌质紫暗或瘀斑等瘀血证。

(2)鸡血藤膏 (《本草纲目拾遗》)：鸡血藤 100g，益母草 100g，红糖 200g。将鸡血藤、益母草加水适量煎煮 2 次，每次文火微沸 30 分钟，两次滤取药液混匀，加入红糖熬制成膏，每次服 10g，日服 2 次。该方具有活血化瘀、舒筋活络功效，适用于妇科痛经、月经延期、肢体麻木、关节疼痛、舌质瘀暗等证。

(3)伤科药酒(《伤科补要》)：参三七、红花、生地黄、川芎、当归身、乌药、落得打、乳香、五加皮、防风、川牛膝、干姜、肉桂、牡丹皮、延胡索、姜黄、海桐皮各 15g，白酒 1000ml。将上药粉碎装入纱布包，浸入酒中，容器封固，隔水炖煮 1.5小时，取出放凉，在浸泡数日即成，内服每次 10ml，日服 2 次，或外用湿敷患处。该方具有活血化瘀、舒筋活络、消肿止痛功效，适用于跌打损伤、瘀血肿痛、关节疼痛、肢体麻木等证。

2.3 艾滋病常见症状的中医饮食调配

痰核、瘰疬

中医痰核、瘰疬，包括浅表淋巴结肿大、皮下结节、或肿物等，艾滋病时出现的痰核瘰疬多由痰浊瘀毒壅结所致，饮食调配宜选用味辛、咸，性滑，具有化痰祛瘀、软坚散结功效的食物为主，组制套餐。

食物选料

谷物薯类主食：选用小麦、大米、小米、黑米、薏苡仁、黄豆、黑大豆、红小豆、绿豆等，制作粥、饭、各种主食。

动物及植物高蛋白食物：鸡蛋、牛奶、黄豆、黑大豆、海参、牡蛎、鳖等。

蔬菜水果类：蔬菜类，如海带、海蜇、紫菜、菜花、西兰花、卷心菜、白菜、白萝卜、胡萝卜、冬瓜、黄瓜、苦瓜、丝瓜、番茄、茄子、油菜、空心菜、马铃薯、蘑菇、香菇、木耳等；水果、干果类，如柑橘、柚子、桃、猕猴桃、葡萄、山楂、木瓜、苹果、梨、百合等。

调味品：料酒、大蒜、花椒、橘皮等。

药膳指导

(1)紫菜豆腐海蜇汤（验方）：紫菜 5g，豆腐 60g，海蜇 40g，生姜 1 片，盐少许。紫菜、海蜇用清水浸透，豆腐、海蜇切小块，生姜切片，砂锅内加适量清水，放入以上材料，文火炖 90 分钟左右，加盐调味，佐餐食用。该方具有清热解毒、软坚散结功效，适用于痰核瘰疬、瘿瘤包块、咳吐黄痰、大便不畅等证。

(2)凉拌海带丝（验方）：海带丝 100g，葱丝、白砂糖、盐、味精、醋、麻油适量。海带洗净加清水煮软，切丝调味，即可佐餐食用。该方具有清热化痰、软坚散结功效，适用于痰核瘰疬、瘿瘤包块等证。

(3)三七炖鸡蛋(《百病饮食自疗》):三七3g,丹参10g,鸡蛋2个。加水适量同煮,待鸡蛋熟后,剥去蛋壳,再继续煮约15分钟即成,食蛋饮汤,日1剂。该方具有补益气血、活血化瘀功效,适用于慢性疾病出现舌质紫暗或瘀斑等瘀血证。

咳嗽、气喘

艾滋病前期及发病期,常出现咳嗽、咯痰、喘憋等各种病原引起的呼吸道疾病。根据患者的临床表现进行中医辨证,常见气虚外感、痰浊阻肺、痰热壅肺、燥热伤阴、肾虚不纳等证。饮食调配要根据不同的证候病情,相应选择具有扶正解表、理气化痰、清肺化痰、润肺化痰、补肾纳气等功效的食物,组制套餐。

气虚外感、痰饮阻肺证

辨证要点:发热、恶风寒、鼻流清涕、咳嗽白痰、自汗乏力、或大便软、舌淡苔白、脉细滑弱等。

食物选料:宜选用味辛、甘,具有疏散外邪、补气宣肺功效的五类食物,组制套餐。谷物薯类主食,如选用小麦、大米、小米、黑米、马铃薯、山药、莲子、薏米、白扁豆、黄豆、黑大豆等,制作粥、饭、各种主食。动物及植物高蛋白食物,如牛肉、鸡肉、鸡蛋、牛奶、豆腐等。蔬菜类,如香菜、香椿、菜花、卷心菜、白菜、胡萝卜、番茄、油菜、洋葱、青椒、马铃薯、香菇、木耳等。水果类,如苹果、柑橘等。调味品,如料酒、葱、姜、大蒜、花椒、胡椒等。

药膳指导:

参苏饮(验方):党参、苏叶、橘皮、生姜各10g。将姜切薄片，与党参、苏叶、橘皮一起放入砂锅内，加清水约500ml，文火煮沸5分钟，离火取汁；同法再煎煮1次，2次取汁混匀，趁热代茶饮，每日1剂，分3次服，3～5日为1疗程。

风热外袭、痰热壅肺证

辨证要点：咳嗽或喘、咯吐黄痰、咽痛、口干渴、舌红苔黄腻、脉滑数等。

食物选料：宜选用味辛或苦、性寒凉，具有清热化痰、止咳平喘功效的五类食物，组制套餐。谷物薯类主食，如选用小麦、大米、小米、黑米、薏米、黄豆、黑大豆、红小豆、绿豆等，制作粥、饭、各种主食。动物及植物高蛋白食物，如鸡蛋、牛奶、黄豆、黑大豆等。蔬菜类，如白萝卜、炒萝卜子、胡萝卜、冬瓜、冬瓜子、苦瓜、丝瓜、菜花、西兰花、卷心菜、白菜、番茄、茄子、油菜、空心菜、马铃薯、蘑菇、香菇、木耳、银耳、百合、海带、紫菜等；水果、干果类，如梨、苹果、柑橘、柚子、枇杷、桃、猕猴桃、葡萄、山楂等。调味品，如蜂蜜、料酒、大蒜、橘皮等。

药膳指导：

鱼腥枇杷饮（《中国药膳辨证治疗学》）：鱼腥草60g，白萝卜汁100g，炙枇杷叶20g，白砂糖20g。将白萝卜绞汁，鱼腥草、炙枇杷叶加水煎煮30分钟，取煎液300ml，加入萝卜汁、白砂糖混匀即成，代饮料频服。

痰浊痹阻、肺脾气虚证

辨证要点：咳嗽喘憋、咯吐白痰、纳少腹胀、自汗乏力、舌淡苔白厚腻、脉滑弱等。

食物选料：宜选用味辛、性平或温，具有宣通肺气、健脾化痰、止咳平喘功效的五类食物，组制套餐。谷物薯类主食，如选用小麦、大米、小米、黑米、山药、莲子、薏苡仁、白扁豆、黄豆、黑大豆、花生等，制作粥、饭、各种主食。动物及植物高蛋白食物，如鸡蛋、牛奶、黄豆、黑大豆、花生等。蔬菜类，如菜花、西兰花、卷心菜、白菜、胡萝卜、白萝卜、番茄、茄子、油菜、洋葱、青椒、马铃薯、蘑菇、香菇、木耳、海带、海蜇、紫菜等；水果、干果类，如苹果、柑橘、柚子、桃、猕猴桃、山楂、大枣、核桃等。调味品，如料酒、葱、姜、大蒜、花椒、胡椒、橘皮等。

药膳指导：

(1)三子养亲加味茶(验方)：紫苏子、白芥子、白萝卜子各3g，茯苓、党参各9g。紫苏子、白芥子、白萝卜子放入砂锅微炒，研粗末，纱布包扎，与茯苓、党参同放入砂锅内，加水适量煎煮，开锅文火30分钟，去渣留汁，代茶频饮。

(2)苏子降气粥(《药粥》)：紫苏子、前胡、制半夏、生姜、当归各10g，陈皮、厚朴各6g，炙甘草4g，肉桂1.5g，粳米50～100g，红糖适量。将上药煎煮30分钟，去渣留汁，加入粳米熬煮成粥，放入红糖即可。每日1剂，早、晚分2次温服。

燥热伤阴、肺肾亏虚证

辨证要点：咳嗽少痰、或动则气喘、口干咽燥、形瘦乏力、舌有裂纹苔少、脉细弱等。

食物选料：宜选用味甘酸、性凉润，具有清肺润燥、化痰止咳、补肾平喘功效的五类食物，组制套餐。谷物薯类主食，如选用小麦、大米、糯米、小米、黑米、薏苡仁、黄豆、黑大豆等，制作粥、饭、各种主食。动物及植物高蛋白食物，如鸭肉、兔肉、甲鱼、阿胶、鸡蛋、牛奶、黄豆、黑大豆、芝麻等。蔬菜类，如菜花、西兰花、卷心菜、白菜、白萝卜、胡萝卜、冬瓜、丝瓜、番茄、茄子、油菜、空心菜、山药、马铃薯、蘑菇、香菇、木耳、银耳、海带、紫菜等；水果、干果类，如梨、橙子、柚子、桃、猕猴桃、枇杷、百合、芡实、白果、核桃、山楂、苹果、葡萄等。调味品，如蜂蜜、料酒、大蒜、花椒、橘皮等。

药膳指导：

(1)二冬二母膏(《脉因证治》)：天冬、麦冬各150g，知母100g，川贝母50g，冰糖200g。天冬、麦冬、知母、川贝母加水煎煮3次，每次文火微沸煮30分钟，过滤取药汁约2000ml，放入冰糖，文火收膏。每次服15～20g，日服3次。该方润肺化痰，适用于阴虚燥咳。

(2)芡实山药粥(验方)：芡实、山药、苡米、白萝卜各20g，核桃仁10g，蜂蜜适量。芡实、苡米清水浸泡，白萝卜切丁，上述材料加水适量，煲粥至芡实、苡米熟软，加蜂蜜调味，每日1剂，长期服用。该方补肾纳气、肃肺化痰，适用于久病肺肾亏虚、咳嗽痰喘。

呕吐、胃痛、厌食

HIV感染及艾滋病病变过程中，常因自身病变、或各种病原感染、或抗病毒药毒副反应等导致脾胃损伤而功能紊乱，出现呕吐、胃痛、厌食等症状。根据患者的临床表现进行中医辨证，常见湿阻气滞、湿热内蕴、脾胃气虚、肝郁脾虚、脾胃阳虚等证。饮食调配要根据不同的证候病情，相应选择具有理气化湿、清化湿热、消食导滞、健脾养胃、疏肝和胃、温阳化饮等功效的食物为主，组制套餐。

脾胃气虚、湿阻气滞证

辨证要点：厌食、或呕吐、或胃痛、胃脘堵闷、面黄乏力、舌淡苔白腻、脉弱滑等。

食物选料：宜选用味甘淡或芳香、性平或温，具有健脾和胃、理气化湿功能的五类食物，组制套餐。谷物薯类主食，选用小米、小麦、大米、黑米、马铃薯、山药、莲子、薏苡仁、白扁豆、黄豆、黑大豆等，制作粥、饭、各种主食。动物及植物高蛋白食物，牛肉、鸡肉、猪肉、草鱼、鲢鱼、鲫鱼、黄花鱼、鸡蛋、鹌

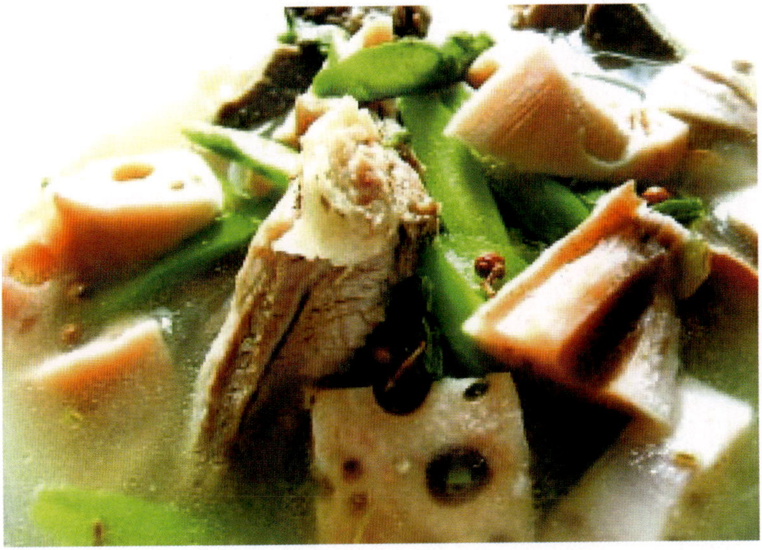

鹑蛋、牛奶、黄豆、黑大豆等。蔬菜类，如菜花、卷心菜、白菜、胡萝卜、番茄、油菜、洋葱、青椒、香菇、木耳、马铃薯、山药等；水果、干果类，如苹果、柑橘、木瓜、山楂、大枣、栗子等。

调味品：料酒、葱、姜、大蒜、花椒、八角、草豆蔻、砂仁、橘皮、胡椒、花椒等。

药膳指导：

(1)参苓橘姜粥(验方)：党参、橘皮各10g，茯苓20g，生姜5g，粳米100g。将党参、橘皮、茯苓、生姜水煎2次，各30分钟，过滤取汁，以药汁代水同粳米熬煮粥，每日1剂，分2次佐餐食用。该方具有益气补虚，健脾养胃功效，适宜于气虚体弱、脾胃不足、倦怠无力、面色黄白、食欲不振、反胃呕吐、大便稀薄等证。

(2)加味豆蔻粥(《圣济总录》)：砂仁、肉豆蔻各5g，陈皮1片，姜2片，粳米50g。先把砂仁、豆蔻捣碎备用；粳米加水适量，熬煮至8分熟，加入砂仁、豆蔻、陈皮、姜，同煮约5～10分钟熟烂即可，温热服，早晚各1次，3～5日为1个疗程。该方具有温中行气、消食和胃功效，适用于脾胃寒凝气滞所致的胃腹疼痛、嗳气呕吐、宿食不消等证。

脾胃气虚、湿热内蕴证

辨证要点：厌食、或呕吐、或胃痛、胃脘堵闷、嗳气反胃、舌淡苔黄腻、脉滑等。

食物选料：宜选用味苦、芳香，性平或寒，具有清热化湿、理气和胃功能的五类食物，组制套餐。谷物薯类主食，选用大米、小米、黑米、玉米、马铃薯、薏苡仁、白扁豆、绿豆、黄豆、黑大豆等，制作粥、饭、各种主食。动物及植物高蛋白食物，猪肉、鸭肉、兔肉、鲢鱼、鲫鱼、鸡蛋、牛奶、黄豆、黑大豆、绿豆等。蔬菜类，如菜花、卷心菜、白菜、胡萝卜、番茄、茄子、油菜、菠菜、空心菜、黄瓜、冬瓜、苦瓜、丝瓜、香菇、木耳、马铃薯等；水果、干果类，如苹果、柑橘、柚子、木瓜、山楂等。

调味品：料酒、葱、姜、大蒜、橘皮、砂仁、胡椒等。

药膳指导：

(1)橘茹饮(《医宗金鉴》)：橘皮、竹茹、柿饼各30g，姜3g，白糖适量。以上四味药物加水煎煮2次，每次微沸20分钟，两次滤汁混匀，加白糖调味，代茶频饮，温服。该方具有清热和胃、降逆止呕功效，适用于脾胃蕴热、胃气上逆所致的胃腹胀满、嗳气呃逆、恶心呕吐等证。

(2)萝卜豆腐汤(验方)：白萝卜250克，豆腐300克。先将萝卜切丝，与豆腐同煮汤，再加入味精、盐等调料。该方具有健脾和胃、降气消胀功效，适用于胃脘腹胀、食欲不振。

脾胃阳虚、寒湿内阻证

辨证要点：厌食、或呕吐、或胃痛、胃凉发胀、面色晦黄、舌淡胖苔白滑腻、脉沉等。

食物选料：宜选用味辛甘、性温热，具有温阳健脾化湿功能的五类食物，组制套餐。谷物薯类主食，选用小麦、大米、小米、黑米、山药、莲子、薏苡仁、白扁豆、黄豆、黑大豆、花生等，制作粥、饭、各种主食。动物及植物高蛋白食物，牛肉、鸡肉、猪肉、草鱼、鲢鱼、鲫鱼、黄花鱼、鸡蛋、鹌鹑蛋、牛奶、黄豆、黑大豆、花生等。蔬菜类，如菜花、卷心菜、白菜、胡萝卜、番茄、油菜、洋葱、青椒、香菇、木耳、山药等；水果、干果类，如苹果、柑橘、木瓜、荔枝、桂圆、大枣、栗子等。

调味品：料酒、姜、葱、大蒜、花椒、八角、草豆蔻、砂仁、橘皮、胡椒等。

药膳指导：

干姜花椒粥(《千家食疗妙方》)：干姜5片，高良姜4g，花椒3g，粳米100g，红糖15g。将干姜、高良姜切片与花椒纱布包扎，将粳米放入砂锅加水适量熬煮五分熟，加入药包同煎煮20分钟，至粥熟烂，取出药包，加红糖即可食用，每日1剂，分2次服，长期食用可见效。该方具有温化寒湿、散寒止痛功效，适用于寒湿阻滞中焦所致胃腹冷痛、恶心呕吐、口吐清水、肠鸣腹泻、舌苔水滑等证。

腹痛、腹泻

HIV感染及艾滋病病变过程中，常出现腹痛、肠鸣、腹泻、痢疾等。根据患者的临床表现进行中医辨证，常见脾虚湿阻、湿热内蕴、肝郁脾虚、脾肾阳虚等证。饮食调配要根据不同的证候病情，相应选择具有清热化湿、健脾升清、理气导滞、酸敛收涩、温阳化湿等功效的食物为主，组制套餐。

脾胃气虚、湿邪阻滞证

辨证要点：肠鸣腹泻、纳少腹胀、面黄乏力、舌淡苔白腻、脉弱滑等。

食物选料：宜选用味甘淡或苦、性平或温，具有健脾升清、化湿止泻功能的五类食物为主，组制套餐。参考呕吐、胃痛、厌食属脾胃气虚、湿邪阻滞证相关内容。

药膳指导：

苡仁荷叶粥（验方）：薏苡仁、山药、莲子各30g，荷叶1角。莲子去芯，与薏苡仁、山药、荷叶同放入锅内，加水适量，文火煎煮成粥，每日1剂，佐餐食用。该方具有健脾升清、渗湿止泻功效，适用于脾虚湿滞所致的慢性腹泻、水肿带下等证。

脾胃气虚、湿热内蕴证

辨证要点：腹痛、肠鸣、腹泻、大便灼肛、小便黄、舌淡苔黄腻、脉滑等。

食物选料：宜选用味苦、芳香，性平或寒，具有清热化湿、健脾止泻功能的五类食物，组制套餐。参考呕吐、胃痛、厌食属脾胃气虚、湿热内蕴证有关内容。

药膳指导：

(1)健胃鸡蛋羹(验方)：鸡蛋1个，地锦草30g，苍术、白术、茯苓各10g。将地锦草、苍术、白术、茯苓焙干研末，放入碗中，打入鸡蛋，加少量盐水，一起搅匀成蛋浆，上锅蒸成蛋羹，佐餐食用，每日1剂，分2次服。该方具有清热化湿、健脾和胃功效，适用于脾胃气虚、湿热内蕴所致的腹泻、痢疾。

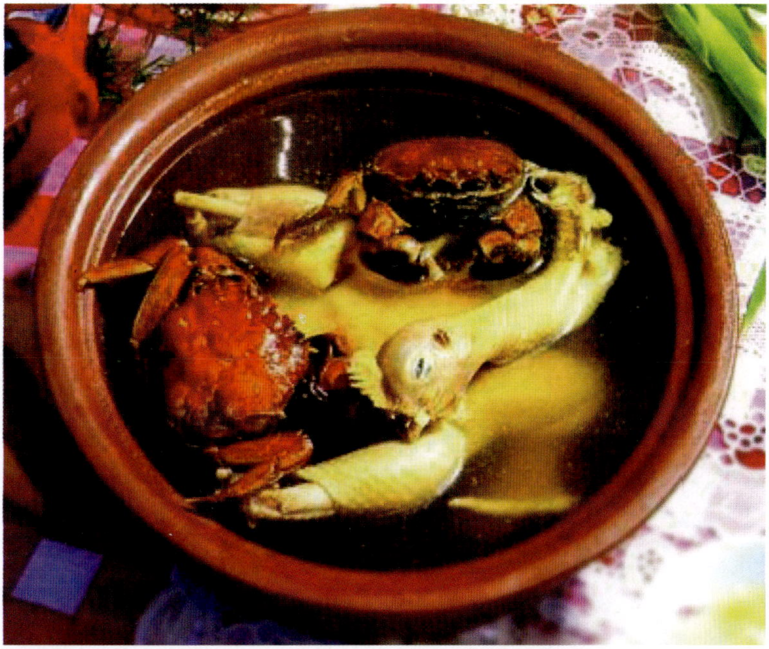

(2)莲子马齿苋汤(验方):莲子15g,马齿苋100g,大蒜10g,瘦猪肉100g。先将莲子去芯、打碎,马齿苋去除根、老茎,清水洗净切段,大蒜切末,瘦猪肉切丝,一起放入瓷煲内煮1小时,放入少许盐、鸡精、香油即成,佐餐食用,每日1剂,分2次食用。该方具有解毒止痢、健脾止泻功效,适用于湿热内蕴、脾胃虚弱所致的痢疾、腹泻。

脾胃阳虚、寒湿内阻证

辨证要点:腹泻清稀、腹部喜温、畏寒肢冷、面色晦暗、舌淡胖苔白滑腻、脉沉等。

食物选料:参考呕吐、胃痛、厌食属脾胃阳虚、寒湿内阻证有关内容。

药膳指导:

(1)薤白粥(验方):薤白15g,粳米100g,将薤白与粳米一同入锅,加水1000ml,煮沸后改文火熬成粥,每日1剂,分2次热服。该方具有通阳燥湿、行气止痛功效,适用于寒湿积滞阻于肠胃所致腹部冷痛、肠鸣腹泻、下痢色白、舌苔白腻等证。

(2)砂仁炖鲫鱼(《饮膳正要》):大鲫鱼4条(1000g),砂仁、陈皮、小茴香、荜茇、辣椒各6g,胡椒3g,葱50g,姜20g,蒜2粒,盐10g,花生油500g。将药物和调料装入鱼腹内,花生油放入炒锅,烧至七成热,将鲫鱼油煎,待鱼黄至熟,捞出沥油;另起热锅加熟油少许,煸姜、葱,注入清汤,将煎熟的鲫鱼下汤内炖煮5分钟即可,佐餐食用。该方具有健脾温中、燥湿行气功效,适用于寒湿困脾、湿阻气滞所致食少腹胀、腹部冷痛、大便溏泄、小便不利、舌苔白腻等证。

口疮

HIV 感染及艾滋病病变过程中，常出现各种口腔感染与溃疡，如口腔白色念珠菌病、毛状白斑、牙周病等，中医统称口疮。根据患者的临床表现进行中医辨证，常见脾虚湿热内蕴、气阴两虚、虚火上炎等证。饮食调配要根据不同的证候病情，相应选择具有健脾升清、滋阴降火、清热化湿等功效的食物为主，组制套餐。

食物选料：

谷物薯类主食：选用大米、小米、黑米、玉米、马铃薯、薏苡仁、白扁豆、绿豆、红小豆、黄豆、黑大豆等，制作粥、饭、各种主食。动物及植物高蛋白食物，猪肉、鸭肉、兔肉、鲢鱼、鲫鱼、鸡蛋、牛奶、黄豆、黑大豆、绿豆、红小豆等。蔬菜类，如菜花、卷心菜、白菜、胡萝卜、番茄、茄子、油菜、菠菜、空心菜、黄瓜、冬瓜、苦瓜、丝瓜、香菇、木耳、马铃薯等；水果、干果类，如苹果、柑橘、柚子、木瓜、山楂等。

调味品：料酒、大蒜、橘皮、胡椒等。

药膳指导：

西洋参莲子羹（验方）：西洋参片 3g，莲子带芯 15g，绿豆 50g，冰糖 25 克，将西洋参片、莲子、绿豆加水泡发，放入锅内加冰糖及适量水，炖煮 1 小时成羹，佐餐食用，每日 1 剂，分 2 次食用。该方具有益气健脾、清心解毒功效，适用于脾虚湿热的口腔溃疡、鹅口疮。

皮疹

HIV感染及艾滋病病变过程中，常见皮肤瘙痒性丘疹、脂溢性皮炎、皮肤黏膜疱疹等皮肤损害。根据患者的临床表现进行中医辨证，多为湿热或热毒蕴于血分等证。饮食调配要根据不同的证候病情，相应选择具有化湿解毒、祛风止痒等功效的食物，组制套餐。

食物选料：

参考口腔溃疡有关内容。

药膳指导：

(1)当归赤豆羹（验方）：赤小豆、薏苡仁、扁豆各30g，马齿苋20g，当归、防风各10g，将马齿苋、当归、防风煎煮30分钟，过滤取汁，另将赤小豆、薏苡仁、扁豆加水熬煮五成熟，兑入药汁继续熬煮20分钟至熟烂成羹，每日1剂，分2次食用。该方具有清热凉血、利湿解毒功效，适用于湿热内蕴所致皮肤痒疹、疮疡渗脓、痢疾腹泻等证。

(2)银花青叶饮（《中国药膳大全》）：金银花、大青叶、板蓝根各10g，薄荷5g，先将大青叶、板蓝根加水适量煎煮，开锅后文火煮30分钟，加入金银花、薄荷继续微沸10分钟，过滤取汁，代茶频饮，每日1剂，3～7日为1疗程。该方具有疏风清热解毒功效，适用于感受温热毒邪所致丹毒、带状疱疹、单纯疱疹等。

自汗、盗汗

HIV感染及艾滋病病变过程中常伴有自汗、盗汗，根据患者的临床表现进行中医辨证，多为气阴两虚、湿热内蕴等证。

饮食调配要根据不同的证候病情，相应选择具有补益气阴、化湿止汗等功效的食物为主，组制套餐。

食物选料：参考脾胃气虚、湿热内蕴证有关内容。

药膳指导：

黄芪浮小麦羹（验方）：黄芪15g，浮小麦30g，薏苡仁30g，绿豆15g，黑豆10g，清洗后加水泡发，放入锅内煮沸，改文火熬煮1个小时成羹，每日1剂，分2次食用。该方具有清热利湿、益气止汗功效，适用于气虚湿热内蕴所致自汗、盗汗等证。

消瘦、乏力

艾滋病是一种慢性消耗性疾病，从早期乏力，到后期体重下降，乃至极度消瘦和无力，在艾滋病病程中出现率最高，对此除采用抗病原等治疗、合理的膳食营养，还可以借助中医辨证施膳的原则，指导饮食或药膳调补。中医饮食调补需根据患者的临床表现，辨别阴阳气血寒热虚实，针对脏腑功能低下、气血阴阳虚损的不同，采用补气、补血、气血双补、补阴、补阳、阴阳两补等不同大法。本节中医饮食调配与药膳举例，可参照补益法饮食调配的内容。

运动健身

1、中国传统健身运动举例

中国传统健身运动，是肢体运动、呼吸吐纳、养精调神相结合的运动形式，对人体有着运行气血、协调脏腑、疏通经络、强筋健骨、宁神定志、激发潜能的作用，进而实现养生康复的目的。

研修练习传统健身功，首先要领悟中国传统文化思想与中医学天人相应、形神合一的理论，练功者操练时视自身存在于宇宙天地之间，将自身的精神、气息、形体与自然界进行信息交换，通过运动肢体、自我按摩以练形，呼吸调息、意领气行（运用意念导引）以练气，宁静思想、排除杂念以练神，形成天人相应、同步互通、形神合一、身心协调的最佳状态，这对人体的神经内分泌免疫、以及器官组织等功能的康复与稳定是十分有益的。此外，顺乎自然、从容舒缓、循序渐进、持之以恒是练好传统健身功的前提与保证。

中国传统健身运动形式分为：以练形为主的运动和以调息为主的运动。前者如五禽戏、八段锦、太极拳、易筋经等；后者如放松功、内养功、强壮功、保健功、站桩功、十六字诀等。八段锦将练形、练气、练神有机结合，动作舒缓，简单易学，老幼强弱皆宜，举例介绍如下。

八段锦

八段锦是我国民间流传广泛、具有800余年历史的健身术，古人将其比作美丽多彩的锦缎，因整套动作按八种动作图势依次连贯进行，犹如锦缎连绵滑利，遍及周身，故取名“八段锦”。其特点：动作简单易学，运动量适中，不受场地限制，调形与调息结合，行气活血、周流营卫、调养脏腑、舒展筋骨，功效全面，有益无损。根据该套动作与作用特点，前人概括为八段锦七言歌诀：

双手托天理三焦，左右开弓似射雕；

调理脾胃单举手，五劳七伤往后瞧；
攥拳怒目增气力，两手攀足固腰肾；
摇头摆尾去心火，背后七颠百病消。

双手托天理三焦

此段动作以伸展躯体、四肢为主，配合呼吸，有利于呼吸

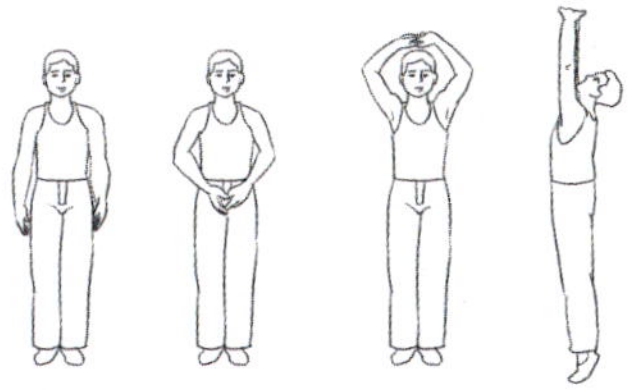

双手托天理三焦

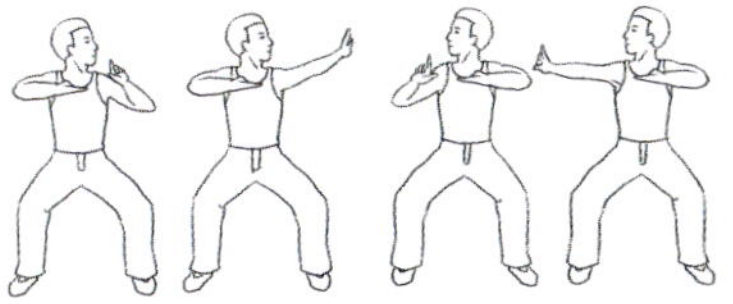

左右开弓似射雕

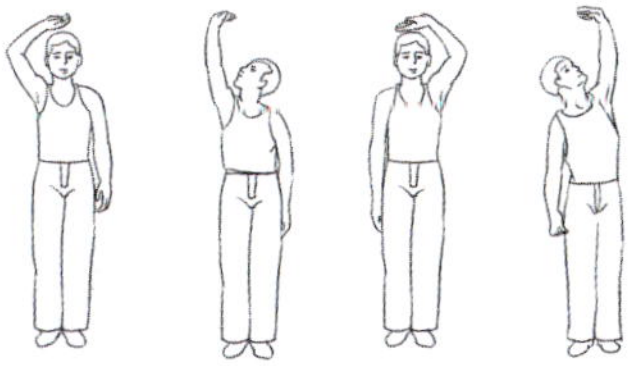

调理脾胃单举手

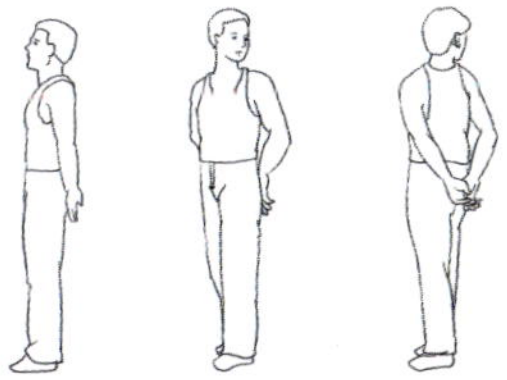

五劳七伤往后瞧

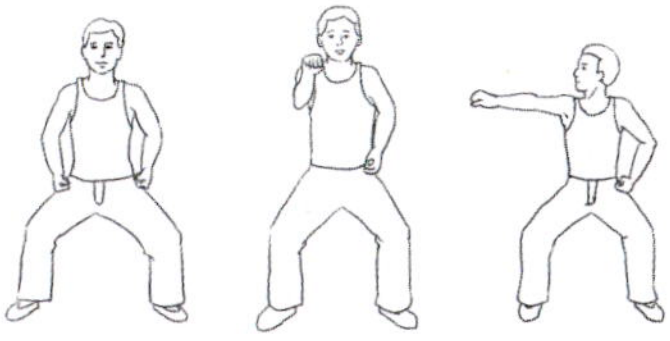

攥拳怒目增气力

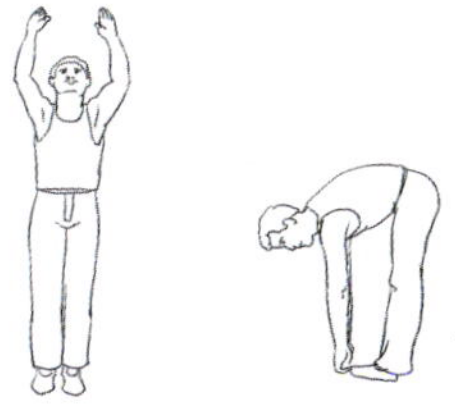

两手攀足固腰肾

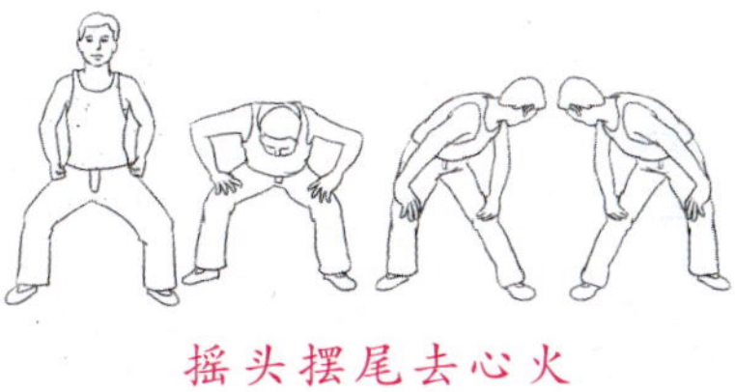

摇头摆尾去心火

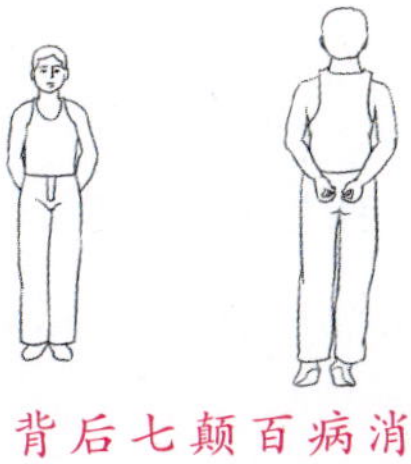

背后七颠百病消

和脑、胸、腹腔的血液循环。

预备式：直立放松，两臂下垂，手指微伸，两眼平视，足趾抓地，足心（涌泉穴）上提，呼吸调匀，舌尖轻抵上腭，用鼻呼吸。站立片刻，专注精神。

动作图势：缓慢深吸气，两臂从两侧徐徐向上，至头顶上方两手十指交叉，翻掌，掌心向上托举、伸展，两足跟上提；缓慢深呼气，两手十指分开，两臂从两侧徐徐放下，两足跟随着地。此动作反复数次。

左右开弓似射雕

此段动作以扩胸、展腿、动臂为主，配合呼吸，有理气宽胸、使四肢肌肉坚实有力的作用。

预备式：自然直立、全身放松。

动作图势：左脚向左横跨一步，两腿屈膝成马步；缓慢深吸气，两臂在胸前交叉，左臂在内、右臂在外，两手握拳；缓慢深呼气，左手食指、拇指撑开成八字形，目视左手食指，左手缓缓向左侧推出、伸直，头随手转向左侧，此时右手握拳，展臂向右平拉如拉弓状；两臂放松，复原。

右脚向右横跨一步，两腿屈膝成马步；缓慢深吸气，两臂在胸前交叉，右臂在内、左臂在外，两手握拳；缓慢深呼气，右手食指、拇指撑开成八字形，目视右手食指，右手缓缓向右侧推出、伸直，头随手转向右侧，此时左手握拳，展臂向左平拉如拉弓状；两臂放松，复原。

调理脾胃单举手

此段动作配合呼吸上举下按，即可活动肩、肘、腕、掌，也可活动内脏，上下用力牵拉，使肝、胆、脾、胃等内脏受到牵引，胃肠蠕动和消化功能得到增强。

预备式：直立放松，两臂下垂。

动作图势：两手指微并拢，缓慢深吸气，右臂从徐徐向上，至头顶上方右手翻掌向上，左手按掌向下，右臂用力向上挺直，左手用力向下按；缓慢深呼气，右手掌向下，右手臂从前方徐徐放下，两臂复原，下垂放松。缓慢深吸气，左臂从徐徐向上，至头顶上方左手翻掌向上，右手按掌向下，左臂用力向上挺直，右手用力向下按；缓慢深呼气，左手掌向下，左手臂从前方徐徐放下，两臂复原，下垂放松。此动作反复数次。

五劳七伤往后瞧

此段动作以头颈、眼睛为主，配合呼吸，可消除疲劳、醒脑明目，使头颈部活动活动灵活，可用来防治颈椎病。

预备式：直立放松，两臂下垂。

动作图势：缓慢吸气，慢慢向左转头，眼看后方；缓慢呼气，头部徐徐复原，呈直立姿势。缓慢吸气，慢慢向右转头，眼看后方；缓慢呼气，头部徐徐复原，呈直立姿势。此动作反复数次。

攥拳怒目增气力

此段动作全身用力，神气形协调一致，可促使气血运行，活动筋骨关节，使肌肉坚实有力。

预备式：两腿开立，略宽于肩，屈膝成马步，两手握拳，掌心向上，屈肘，两拳置于腰两侧。

动作图势：右拳缓缓向前击出，右臂向内旋转，拳心向下，臂伸直，右拳用力紧握，两眼睁大，向前虎视，出拳时呼气；复原为预备式，复原时吸气；左拳缓缓向前击出，左臂向内旋转，拳心向下，臂伸直，左拳用力紧握，两眼睁大，向前虎视，出拳时呼气；复原为预备式。此动作反复数次。

两手攀足固腰肾

此段动作以活动腰、膝部主，能强肾壮腰，有助于防治腰肌劳损。

预备式：两腿并拢，直立。

动作图势：上体缓缓前屈，两臂垂下，膝部挺直，两手触摸脚尖（或踝关节），头略抬，缓慢恢复直立；两手放于背后，以手掌抵住腰骶部，上体缓缓后仰，复原。动作宜缓慢，伴随自然呼吸，此动作反复数次。

摇头摆尾去心火

此段动作可活动全身，内而五脏六腑，外而躯体四肢，还能清热去火，对改善心烦失眠有帮助。

预备式：两腿开立，略宽于肩，屈膝成马步，两手扶膝上，虎口对着身体，上体正直。

动作图势：头部及身体前俯，深屈，随即向左侧做弧形摆动，同时臀向右摆，复原成预备式；头部及身体前俯，深屈，随即向右侧做弧形摆动，同时臀向左摆，复原成预备式。摆动时吸气，复原时呼气，此动作反复数次。

背后七颠百病消

练习此段动作全身应放松，通过足跟的起落使全身受到震动，可以通行经脉、畅达气血，使全身舒适、头脑清醒，对慢性病的康复有帮助。

预备式：两腿并拢，直立。

动作图势：两足跟提起，前脚掌支撑身体，保持直立姿势，头用力上顶，足跟着地，复原直立，足跟提起时吸气，落下时呼气，此动作反复7次。

收势：双手交叉托按小腹，缓慢深呼吸，意想丹田（小腹），然后复原直立。

太极拳

太极拳也是深受我国民众欢迎的传统运动项目之一，是将中国古代太极（元气）阴阳的思想融入养生术及武术中形成的一种拳术。其动作刚柔相济，将武术徒手格斗四大技法（踢、打、摔、拿）隐藏在太极阴阳合抱之势中，动作圆柔连贯，与呼吸吐纳结合，通过用意而不用力，修炼人体精、气、神，使人体各器官的功能得到增强，实现既可技击防身，又能增强体质、防治疾病的目的。学习太极拳需接受专业培训指导。

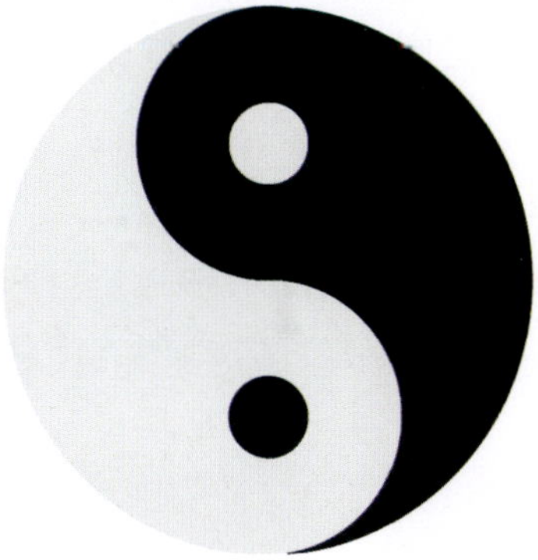

2、自我推拿按摩举例

自我推拿按摩简便易行，经常操作对于放松身心、消除疲劳、强身健体具有积极的作用，但应在医生指导下适时采用，以免产生副作用，如在高热、急性炎症、皮肤破损、肿瘤、极度消耗或疲劳等情况下不宜进行自我按摩。

梳头

方法：双手十指微屈分开，以十指端用力按压头皮，从头部前额向后头部梳理，反复16次。

功效：具有通经活络、祛风明目、健脑醒神等作用。

按眉

方法：双手指微曲，用食指从眉头向眉尾推磨，反复32次。

功效：具有明目醒神、止头痛作用。

按摩承泣

方法：双手食指指肚轻柔按摩承泣穴，位于瞳孔之下、眼球与眶下缘之间，反复32次，使有酸重感为佳。

功效：具有明目作用。

按摩巨髎

方法：双手食指指肚按摩巨髎穴，位于瞳孔之下、平鼻翼下缘，反复32次，使有酸胀感为佳。

功效：具有通鼻窍、止牙痛、治面肌瘫痪或痉挛作用。

推耳前后

方法：双手食指和中指分开，放在耳根前后，用指肚自下向上推摩，反复16次。

功效：具有改善听力作用。

按摩腹部

方法：双手掌重叠，放在肚脐与剑突之间中脘穴，用掌心做环形按摩，先顺时针、后逆时针各32次；再将手掌放在肚脐上，绕脐先顺时针、后逆时针，由内向外转摩各32次；然后将手掌放在脐下小腹（丹田），先顺时针、后逆时针，用手掌摩擦各32次。

功效：具有健运脾胃、培补元气作用。

双掌摩腰

方法：取坐位，双手掌贴于腰部，上下摩擦64次，以局部温热感为度。

功效：具有温肾摄精作用，有助改善男性遗精、阳痿、早泄，女性虚寒带下、月经不调等。

捶打腰腹

方法：双腿开立，全身放松，双手半握呈碗状，交替前后抡打，用手背抡捶脊柱腰部、用手掌拍打小腹部，反复32次。

功效：具有补肾强腰、益气培元作用。

拍打四肢

方法：双腿开立，全身放松，双手半握、交替用虚掌顺次拍打上肢、下肢内侧和外侧，先沿上肢内侧从胸部到远端、再沿上肢外侧从远端到胸部拍打；然后沿下肢外侧从近端到远部、再沿下肢内侧从远端到腹部拍打，反复数次约2～3分钟。

功效：具有舒筋活血、消除疲劳的作用。

按摩涌泉

方法：双手搓热，以足底1/3涌泉穴为中心双手交替快速摩擦，以足心发热为度。

功效：具有补肾健脑作用，有助改善失眠、心悸。

四季调护与起居保健

“天人相应、顺应自然”是中医理论整体观念的重要内容，指人生活在天地自然之间，必须与大自然保持和谐一致。在养生康复实践中，也需遵循这一法则。四季气候的变化对人体的影响尤为明显，这种依据四时节气阴阳变化即春生、夏长、秋收、冬藏，运用相应手段与措施进行养生康复就是四季调护。

1、春季调养

春季为一年四季之首，阳气生发，万物复苏，生机盎然，天气多风，由寒转暖，乍暖还寒。此时人体阳气趋向体表、皮肤腠理疏松，对外邪的抵御能力有所减弱，因此，春季应注意保暖御寒，着装不宜骤减，所谓“春捂秋冻”，做到随气温变化增减衣物，避免受寒导致免疫力低下。春天气温上升，细菌、病毒等病原微生物随之繁殖生长，感冒、流感、肺炎、流脑、肝炎等流行性、感染性疾病发病增加。所以，在注意保暖、增减衣物的同时，还要注意避开邪气，在疾病流行期间，避免到人多拥挤的场所，保持室内空气流通，必要时用醋熏蒸消毒，注意饮食卫生，适当户外锻炼，增强体魄，做到预防在先。

春属木，通于肝气，肝主疏泄，恶抑郁而喜条达，在志为怒。平素性情抑郁、肝气不舒或阴虚阳亢的人，春天是精神心理疾病好发的季节。因此，春天宜早睡早起，晨起漫步，沐浴春日暖暖的阳光，使身心舒畅；同时多室外活动，如登山踏青赏花，或临溪观海戏水，或行歌舞风，使情怀舒畅、精神愉悦，切勿暴怒，更忌忧郁，以顺应春天生发之气。如出现情绪易于急躁或波动、甚至精神症状，应及早就医，酌情采用中西药物或心理治疗。

中医经典《内经》说："肝主春……肝苦急，急食甘以缓之，……肝欲散，急食辛以散之，用辛补之，酸泻之。"春季的饮食宜采用辛、甘类食物，如小麦、燕麦、麦芽、大枣、葱、姜、香菜等，以利于肝气疏泄，适当配合滋润柔肝、清解里热食物，如菠菜、芹菜、百合、香蕉、草莓、番茄等，不宜过食酸味食物抑遏肝气，也不宜食用羊肉、辛辣调料等过于辛热食品损伤肝阴，以防诱发阴虚阳亢、导致相关疾病。

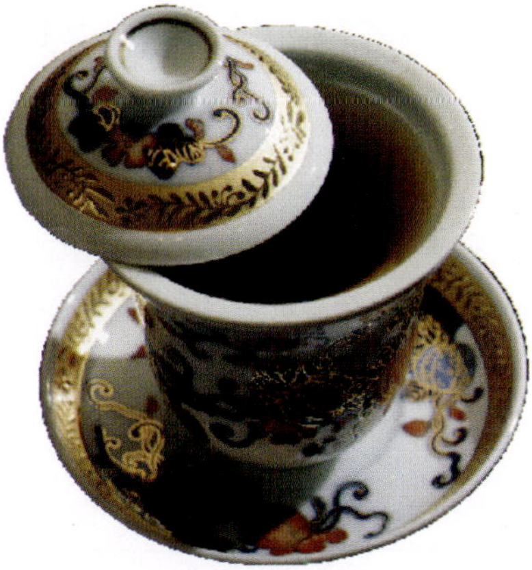

2、夏季调养

夏季为一年之中阳气最盛季节，生机旺盛，万物华实，气候炎热，雨水充足，尤其长夏暑湿很盛。此时人体阳气浮越体表，皮腠疏松，汗孔开泄，出汗过多易伤阴耗气，加之因暑热饮冷贪凉、内外湿盛，体内脾胃阳气易被抑遏。夏季首要注意防暑降温，如避开高温烈日、寻找通风阴凉处、洗澡冲凉、食用消暑饮食、开启电风扇和空调等，现代人们生活水平提高，降温防暑条件大为改善。但是，过度使用风扇和空调贪凉，或食用冰镇饮料食品，均易触冒风寒或被寒湿侵袭，人体卫外阳气受到抑遏而诱发各种感染性疾病。所以夏季乘凉最好采用天然或温和纳凉消暑措施，避免空调温度设置过低、风扇直吹、过服冰冷饮食等。中医经典《内经》提出“春夏养阳”的养生原则，强调春、夏季节人们应注意调养阳气，其意义就在于此。夏季暑热易导致心经有热，心烦急躁、夜卧不安，因此，要注意调适情绪、心平气和，切忌急躁发怒；还可选用苦味凉润的食物，以清热解暑、清心利尿，如西瓜、苦瓜、丝瓜、冬瓜、绿豆、红小豆、扁豆、荷叶等，熬汤做菜或直接食用。夏季暑湿较盛，人体常出现湿困脾胃、气阴两虚，表现口渴、口淡无味、食欲不振、周身困倦、大便稀软、小便黄赤等，可选用莲子（带芯）、薏米、扁豆、荷叶、绿豆、红小豆、大米、小米等煮粥食用；或在中医师指导下，服用藿香正气制剂、补中益气丸、生脉饮等，以祛暑化湿、健脾升清、益气养阴。

夏季致病微生物极易繁殖，食物易污染酸腐变质，为肠道疾病多发高发季节，因此，要特别注意饮食卫生，谨防“病从口入”，剩饭剩菜及时冷藏，滚开加热后食用，一旦酸腐变质坚决丢弃，餐具、炊具等最好经常煮沸消毒、妥善存放。

夏季昼长夜短，起居晚睡早起，以顺应自然界阴阳的变化。中午饭后应适当安排午睡，一则避开暑热，再则补充夜间睡眠不足，这样对人体健康是有益的。夏季锻炼和运动不宜出汗过多，避免伤耗人体气阴，适宜选择晚间散步、室内游泳等运动方式。

3、秋季调养

秋季，自然界的阳气渐渐收敛，阴气逐渐增长，气候由热转凉，自然界万物成熟、收获。人体适应自然环境变化，也开始阳气内收、阴精内蓄，为冬季藏精做准备。秋季起居宜早卧早起，早卧以顺应阴精的收藏，早起以顺应阳气的舒展、使肺气得以宣肃。秋天气候转凉，应根据天气变化增加衣被，同时避免添加过度产生身热汗出，使阴津耗伤、阳气外泄，不利于适应秋天收敛肃杀之气。秋季运动适宜登高爬山、远足郊游、观赏收获美景，在健身锻炼的同时，可使人心旷神怡，使秋愁、忧郁、惆怅等不良情绪顿然消散。

中医经典《内经》说："肺主秋……肺欲收，急食酸以收之，用酸补之，辛泻之。"酸味收敛补肺，辛味发散泻肺，秋天宜收不宜散，加上秋季气候干燥，因此，在饮食方面少食葱、姜、辣椒等辛味品，适当多吃酸味果蔬与滋润的食物，如桃、梨、香蕉、葡萄、荔枝、百合、银耳、木耳、芝麻、蜂蜜、冰糖、牛奶、豆浆等。秋燥干咳、便秘的人，可食用煮梨水以润燥止咳。秋季大量应季瓜果上市，大部分水果性偏寒凉，脾胃功能薄弱的人，多吃会损伤阳气，引起腹泻、呕吐等病症；对于素体阳虚、动辄腹泻的人，宜食柑橘、桃、荔枝、木瓜等性质酸温的水果。

4、冬季调养

冬季为一年中气候最寒冷的季节，自然界天寒地冻，阴气盛极、阳气潜伏，草木凋零，蛰虫伏藏，以冬眠状态蓄养精气，为春天生机勃发作准备。人体适应自然界变化，应避寒就暖，敛阳护阴，以收藏为本。冬季严寒抑遏人体阳气，是感冒、流感、气管炎、肺部感染、心脑血管病等高发季节，所以，冬季气温骤降或寒潮来袭，应特别注意防寒保暖、增加衣被。冬季起居宜早睡晚起，年老病弱的人最好等待日出以后活动；性生活也应适当节制，以上均为蓄养阴精、勿扰阳气，以顺应冬季主收主藏的规律。所以，中医经典《内经》提出“秋冬养阴”的养生原则，强调秋、冬季节人们应顾护阴精、注意内养。

冬天人体阳气内敛、阴精秘藏，脾胃功能比较健旺，营养易于蓄积；为防寒保暖、增强体质，适宜进食温热滋补的食物，温阳益气食物如羊肉、鹿肉、牛肉、驴肉、鸡肉、香菇、灵芝、虫草等，适于阳虚怕冷、舌质淡胖的人；滋阴养精食物如甲鱼、海参、猪肉、鸭肉、兔肉、鸡蛋、牛奶、阿胶、木耳、黑芝麻等，适于阴虚口干、舌红少苔的人，以使阳化阴生、阴阳协调、生化无穷。

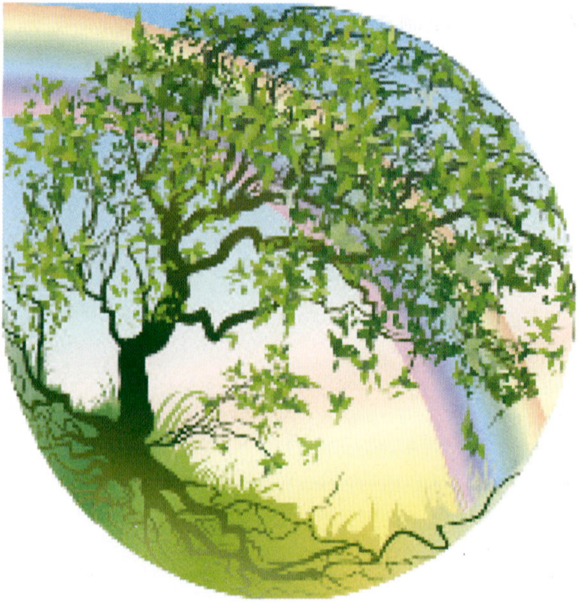

参考文献

⑴张可.艾滋病临床诊断和治疗.北京:人民卫生出版社 2007.

⑵国家免费艾滋病抗病毒药物治疗手册.北京:人民卫生出版社,2007.

⑶吴伯平.在美欧非洲用中医治疗 HIV、AIDS 的体会.浙江中医药大学学报,2006,30(2):163-164.

⑷陈庆玲等.HIV/AIDS 人员心理卫生状况与心理社会影响因素.中国卫生心理杂志,2004,18(12):850-853.

⑸杨学进等.AIDS 心理和行为干预的循证医学证据.中国艾滋病与性病,2008,14(2):192-194.

⑹路志正医林集腋.高荣林等整理.北京:人民卫生出版社,1990.

⑺中国疾病预防控制中心营养与食品安全所.艾滋病病毒感染者和病人营养手册(内部),2002.

⑻赵声兰等.天然食物中的抗艾滋病有效成分.食品与机械,2007,23(3):166-170.

⑼杨凤珍等.HIV/AIDS 中医分期辨证治疗.中国医药学报,2004,19(4):240-242.

⑽中国中医研究院艾滋病中医药防治中心.11 省中医药治疗艾滋病项目临床技术培训资料(内部),2005.

⑾王健等.艾滋病中西医结合临床与研究.北京:人民卫生出版社,2007.

⑿北京市人民政府.首都市民中医健康指南.北京:人民卫生出版社,2008.

⒀于雅婷等.中医临床辨证施膳.北京:人民卫生出版社,

2007.

⒁王旭东. 中医养生康复学. 北京：中国中医药出版社，2004.

附件

中华人民共和国国家标准 HIV/AIDS 诊断标准(GB16000-1995)(国家技术监督局 1995)

1 急性 HIV 感染

1.1 流行病学史

1.1.1 同性恋或异性恋者有多个性伴侣史，或配偶或性伴侣抗 HIV 抗体阳性。

1.1.2 静脉吸毒史。

1.1.3 用过进口Ⅷ因子等血液制品。

1.1.4 与 HIV/AIDS 患者有密切接触史。

1.1.5 有过梅毒、淋病、非淋菌性尿道炎等性病史。

1.1.6 出国史。

1.1.7 抗 HIV(+)者所生子女。

1.1.8 输入未经抗 HIV 检测的血液。

1.2 临床表现

1.2.1 有发热、乏力、咽痛、全身不适等上呼吸道感染症状。

1.2.2 个别有头痛、皮疹、脑膜脑炎或急性多发性神经炎。

1.2.3 颈、腋、及枕部有肿大淋巴结,类似传染性单核细胞增多症。

1.2.4 肝脾肿大。

1.3 实验室检查

1.3.1 周围血白细胞及淋巴细胞总数起病后下降，以后淋巴细胞总数上升可见异型淋巴细胞。

1.3.2 CD4 /CD8 比值大于 1。

1.3.3 HIV 抗体由阴性转为阳性者，一般经 2~3 个月才阳转，最长可达 6 个月，在感染窗口期抗体阴性。

1.3.4 少数病人初期血清 P24 抗原阳性。

2 无症状 HIV 感染

2.1 流行病学史：同急性 HIV 感染。

2.2 临床表现：常无任何症状及体征。

2.3 实验室检查

2.3.1 抗 HIV 抗体阳性，经确诊试验证实者。

2.3.2 CD4 淋巴细胞总数正常，CD4/CD8 大于 1。

2.3.3 血清 P24 抗原阴性。

3 AIDS

3.1 流行病学史:同急性 HIV 感染。

3.2 临床表现

3.2.1 原因不明的免疫功能低下。

3.2.2 持续不规则发热多于 1 个月。

3.2.3 持续原因不明的全身淋巴结肿大（淋巴结直径大于1cm）。

3.2.4 慢性腹泻多于 4~5 次 / 日，3 个月内体重下降大于10%。

3.2.5 合并有口腔念珠菌感染、卡氏肺囊虫肺炎、巨细胞病毒（CMV）感染，弓形体病、隐球菌脑膜炎，进展迅速的活动性肺结核、皮肤黏膜的 Kaposi 肉瘤、淋巴瘤等。

3.2.6 中青年患者出现痴呆症。

3.3 实验室检查

3.3.1 HIV 抗体阳性经确诊试验证实者。

3.3.2 P24 抗原阳性(有条件单位可查)。

3.3.3 CD4 淋巴细胞总数小于 200/mm³ 或 200~500mm³。

3.3.4 CD4/CD8 小于 1。

3.3.5 周围血白细胞、血色素下降。

3.3.6 β2 微球蛋白水平增高。

3.3.7 可找到上述各种合并感染的病原学或肿瘤的病理依据。

4 病例分类

4.1 确诊病例

4.1.1 HIV 感染者须具备 HIV 抗体阳性，急性 HIV 感染系高危险人群在追踪过程中 HIV 抗体阳转。

4.1.2 AIDS 病例：具备有 3.1,3.2 中任何一项和 3.3 中 3.3.1、3.3.3、3.3.7 项。

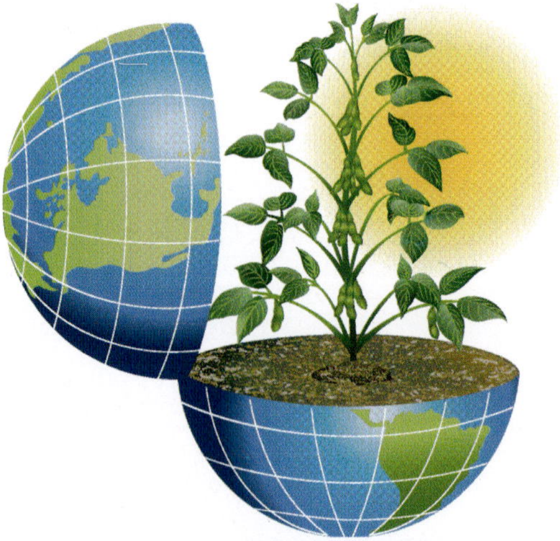